그림으로 이해하는 인체 이야기

근육과 골격의
촉진술의 기본

후지나와 오사무 지음 윤관현 감역 오시연 옮김

BM (주)도서출판 성안당

들어가며

몇 년 전부터 생활습관병과 운동저하증후군(locomotive syndrome. 다리와 허리가 쇠퇴해 관절, 뼈, 근육기능이 점차 노화되는 현상)에 대한 대책으로 운동이 장려되고 있다. 20~30대뿐 아니라 중장년도 피트니스 클럽에 다니거나 활발하게 운동을 하고 있다. 조깅이나 마라톤을 하는 사람도 증가했다. 그러면서 운동을 하다가 부상을 입는 사람도 많아졌다. 스트레칭만 봐도 건강을 유지하기 위해 하는 운동, 취미 생활, 경기 운동 등 여러 목적과 분야에서 이루어지지만 실상은 잘못된 방법으로 하는 경우가 비일비재하다.

물리치료사인 필자는 특히 도수 요법으로 대상자의 문제점을 평가하고 치료 및 지도를 하는 '도수적물리치료'를 오랜 기간 연구, 실천해왔다. 사람들을 지도할 때는 먼저 문제점이 무엇인지 충분히 이해하는 데 중점을 둔다. 이어서 신체 구조와 기능을 최대한 알기 쉽게 설명한다. 부상과 통증을 치료하고 증상을 예방하여 건강하고 삶의 질을 유지하려면 자신의 몸을 이해할 필요가 있기 때문이다.

이 책은 보건의료관련 직종, 트레이너 등 스포츠 지도사와 선수, 건강에 관심이 있는 일반인이 근육과 골격을 관찰하고 촉진하는 것을 통해 몸의 구조와 기능을 이해하도록 되어 있다. 독자의 이해를 돕기 위해 일러스트와 사진을 곁들였고 최대한 간략하게 설명했다. 이 책에 나오는 근육 투시도는 내가 만든 것이다. 지금까지 쌓아온 지식과 경험을 바탕으로 사진 위에 그림을 그렸다. 따라서 정확한 해부도라기보다는 촉진을 취한 자료라고 생각하기 바란다.

이 책을 읽는 여러분이 인체의 골격과 근육 구조 및 기능을 이해하여 건강과 삶의 질을 유지하는 데 도움이 되기를 바란다.

후지나와 오사무

먼저 〈총론〉에서 촉진 순서와 신체 부위의 명칭, 위치관계를 표시하여 해부학의 기초를 해설한다. 이어서 Part 1에서 얼굴 · 머리 · 목 부위, Part 2에서는 몸통, Part 3에서는 어깨 · 팔, Part 4에서는 골반 · 다리 부위를 정리했다. 일러스트와 사진을 곁들여 주된 근육과 촉진방법을 설명했다.

① 뼈의 대략적인 위치

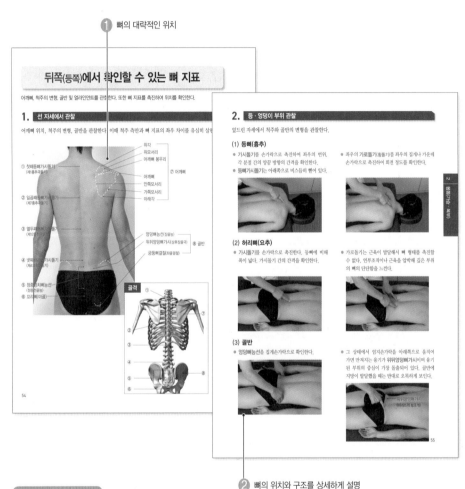

② 뼈의 위치와 구조를 상세하게 설명

알파벳 약어 설명

척주는 목뼈(7개), 등뼈(12개), 허리뼈(5개), 엉치뼈(5개의 엉치척추뼈가 성인이 되면 하나로 합쳐진다), 꼬리뼈(3~5개의 꼬리뼈가 성인이 되면 하나로 합쳐진다)로 구성된다. 이 뼈들은 목뼈가 'C', 등뼈가 'T' 또는 'Th', 허리뼈는 'L', 엉치뼈는 'S', 꼬리뼈는 'Co'라는 약어로 표기되며 각 척추뼈는 위에서 아래 순으로 번호가 매겨진다. 척추뼈 사이에서 뻗어 있는 척수신경은 목신경(8쌍, S1~S5), 가슴신경(12쌍, T1~T12), 허리신경(5쌍, L1~L5), 엉치신경(5쌍, S1~S5), 꼬리신경(1쌍, Co), 총 31쌍으로 이루어진다. 이것도 위에서 순서대로 알파벳과 번호가 매겨진다.

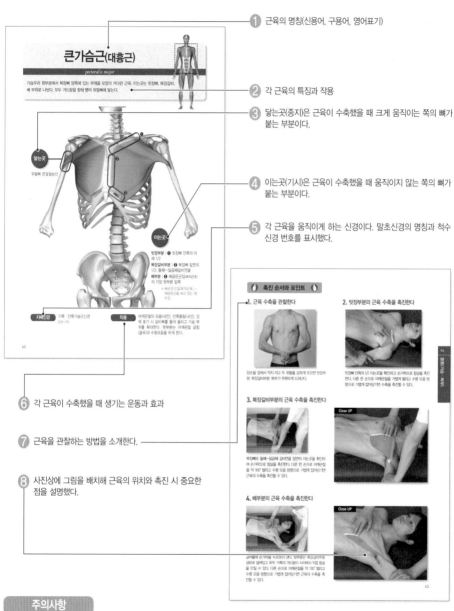

① 근육의 명칭(신용어, 구용어, 영어표기)

② 각 근육의 특징과 작용

③ 닿는곳(종지)은 근육이 수축했을 때 크게 움직이는 쪽의 뼈가 붙는 부분이다.

④ 이는곳(기시)은 근육이 수축했을 때 움직이지 않는 쪽의 뼈가 붙는 부분이다.

⑤ 각 근육을 움직이게 하는 신경이다. 말초신경의 명칭과 척수 신경 번호를 표시했다.

⑥ 각 근육이 수축했을 때 생기는 운동과 효과

⑦ 근육을 관찰하는 방법을 소개한다.

⑧ 사진상에 그림을 배치해 근육의 위치와 촉진 시 중요한 점을 설명했다.

주의사항

이 책에 기재된 근육의 이는곳과 닿는곳, 작용, 용어 등은 일반적인 해석에 기초하였다. 그러나 문헌과 사람마다 다소 차이가 있으며 통일되어 있지 않다. 이 점을 고려하여 이 책을 참고하기 바란다.

총론

해부학의 기초

촉진이란

의료직과 트레이너, 트레이닝 코치 등 사람의 몸을 관리하는 직종은 인체 구조와 기능을 이해할 수 있어야 한다. 이를 위해 신체 상태를 관찰하고 식섭 만져보고 신체 각 부위의 상태를 파악하는 것을 촉신(palpation)이라고 한다. 주로 ① 뼈, ② 관설·관설 수위 조직, ③ 근육·근막, ④ 신경, ⑤ 혈관을 확인한다.

신체 관찰과 촉진 순서

먼저 몸 전체의 형태와 피부 상태를 관찰한다. 다음으로 뼈 지표를 관찰하여 위치를 확인하고 촉진한다. 근육·신경·혈관은 흐름 이나 방향을 고려하며 촉진한다.

관찰과 촉진 포인트

① 몸 전체 관찰 : 촉진하기 전에 몸 전체의 형태와 움직임, 피부와 조직 상태, 좌우의 차이를 관찰한다.

② 뼈 지표(bony landmark) 촉진 : 표층에서 만져지는 뼈를 확인하여 입체적 구조를 이해한다.

③ 관절 촉진' : 관절을 구성하는 뼈를 만져서 간격(관절의 틈)의 위치를 확인한다. 직접 만질 수 없는 부위 도 관절을 움직였을 때 뼈의 움직임을 관찰해 위치를 확인한다.

④ 근육 촉진 : 이는곳(시작 부위)과 닿는곳(정지 부위) 부위를 생각하며 뼈 지표를 확인한다. 그러면서 근섬 유의 방향을 따라 가볍게 직각으로 누르면서 확인한다(그림 1).

⑤ 근육다발 촉진 : 근육을 누르는 손가락을 연부조직 깊이 근육의 방향에 대해 직각으로 가볍게 문지르 듯이 움직이면 근육다발(근섬유 다발)이 긴장한 상태를 확인할 수 있다.

⑥ 근막 : 피하조직 깊이 힘살 표층에 긴장한 막 모양의 조직을 확인할 수 있다.

⑦ 신경 : 비교적 표층을 지나는 부위를 가볍게 누르면 단단한 코드 형태를 확인할 수 있다. 그곳을 강하게 누르면 그 부위 에서 좀 떨어진 부위가 찌릿찌릿해진다. 표층에 있는 신경은 손톱으로 강하게 튕기듯 누르면 명확하게 확인할 수 있다.

⑧ 혈관 : 동맥은 표층을 지나는 부분을 만지면 박동이 느껴진다. 정맥은 팔과 다리의 상지와 하지의 얕은정맥의 흐름도 확인할 수 있다.

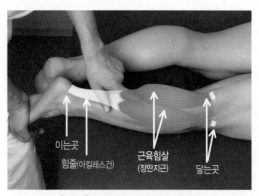

이는곳
힘줄(아킬레스건)

근육힘살
(장딴지근)

닿는곳

[그림 1] 골격근의 구조와 이는곳 · 닿는곳

신체 각 부위의 명칭과 위치 관계

해부학에서는 인체 각 부위의 명칭(그림 2)과 위치 및 방향을 나타내는 용어(그림 3)가 정의되어 있다.

1. 인체 각 부위의 명칭과 구분

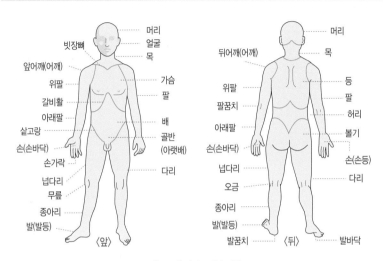

[그림 2] 인체 부위의 명칭

2. 신체 위치와 방향을 나타내는 용어

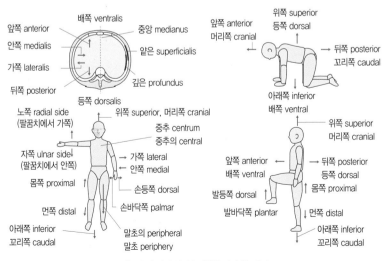

[그림 3] 신체 위치와 방향을 나타내는 용어

11

자세

자세(posture)는 신체 각 부위의 위치 관계와 형태를 나타내는 태도(attitude)와 체위(position)로 나뉜다.

1. 태도와 체위

태도는 머리 · 몸통 · 팔 · 다리 부위의 상대적 위치 관계를 나타낸다. 체위는 신체의 기본면이 중력 방향에 대해 어떤 관계로 있는지 나타낸다(그림 4). [그림 4]의 선 자세와 누운 자세는 태도는 거의 같지만 체위는 다르다.

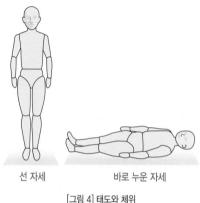

선 자세   바로 누운 자세

[그림 4] 태도와 체위

2. 체위의 종류

체위는 선 자세 · 앉은 자세 · 바로 누운 자세 · 엎드린 자세 · 옆으로 누운 자세 등의 용어로 표현된다. 또한 팔다리의 위치에 따라 다양한 명칭이 나온다(그림 5).

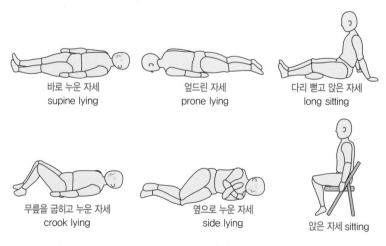

바로 누운 자세
supine lying

엎드린 자세
prone lying

다리 뻗고 앉은 자세
long sitting

무릎을 굽히고 누운 자세
crook lying

옆으로 누운 자세
side lying

앉은 자세 sitting

[그림 5] 체위의 종류

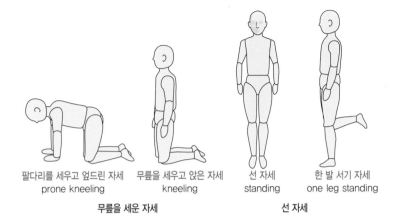

| 팔다리를 세우고 엎드린 자세 | 무릎을 세우고 앉은 자세 | 선 자세 | 한 발 서기 자세 |
| prone kneeling | kneeling | standing | one leg standing |

무릎을 세운 자세 **선 자세**

[그림 5] 체위의 종류(이어서)

기본 선 자세와 해부학적 기본 선 자세

1. 기본 선 자세

얼굴이 정면을 향하고 두 팔을 몸통을 따라 내리고 있으며 아래팔 가쪽은 앞쪽을 향한다. 두 다리가 평행하고 발가락이 앞을 향해 있는 똑바로 서 있는 자세이다(그림 6).

2. 해부학적 기본 선 자세

아래팔을 바깥쪽으로 돌려서 손바닥이 앞쪽에 보이도록 하고 똑바로 선 자세를 말한다(그림 7).

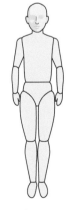

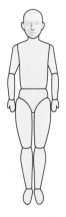

[그림 6] 기본 선 자세

[그림 7] 해부학적 기본 선 자세

13

운동을 나타내는 면과 축

해부학은 3개의 면과 3개의 축을 이용해 운동을 설명한다(그림 8, 표1).

1. 3개의 운동면

① 시상면(sagittal plane) : 정중시상면(mid
    -sagittal plane)이라고도 하며 몸 정면에
    서 정가운데를 수직으로 좌우로 나누는
    면이다. 정중시상면에 평행한 평면도
    시상면이라고 한다.

② 관상면(coronal plane) : 몸을 정면으로
    한 상태에서 머리부터 발끝까지 신체를
    앞뒤로 이등분하는 가상의 면이다. 전
    두면, 이마면이라고도 한다.

③ 수평면(horizontal plane) : 신체를 상하
    로 이등분하는 가상의 면이며 횡단면
    (transverse plane)이라고도 한다.

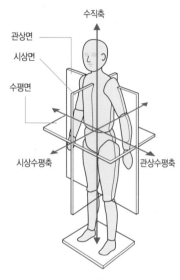

[그림 8] 신체의 면과 축

2. 3개의 운동축

① 수직축(vertical axis) : 수평면에서 하는
    운동의 축이 된다.

② 시상수평축(sagittal-horizontal axis) : 앞
    뒤방향의 축으로 관상면에서 하는 운동
    의 축이 된다.

③ 관상수평축(frontal-horizontal axis) : 좌
    우방향의 축으로 시상면에서 하는 운동
    의 축이 된다.

[표 1] 운동면, 운동축과 운동 용어

운동면	운동축	운동 종류 (용어)
관상면	시상수평축	벌림 · 모음, 좌우의 가쪽굽힘
시상면	관상수평축	굽힘 · 폄, 손등굽힘 · 손바닥굽힘, 발등굽힘 · 발바닥굽힘
수평면	수직축	가쪽돌림 · 안쪽돌림, 좌우돌림, (아래팔) 뒤침 · 엎침

Part 1

얼굴 · 머리 · 목 부위의
관찰과 촉진

앞쪽(배쪽)에서 확인할 수 있는 뼈 지표

앞머리, 눈과 코 주위, 위턱, 아래턱, 목의 뼈 지표를 촉진하고 턱관절 운동도 확인한다.

머리 · 목 앞쪽을 통한 관찰과 촉진

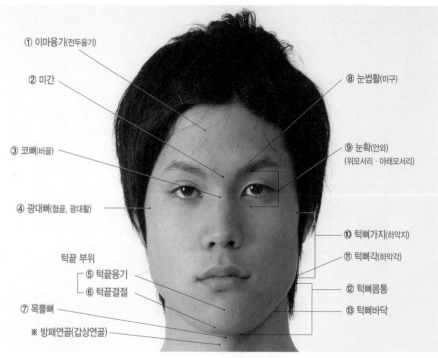

① 이마융기(전두융기)

② 미간

③ 코뼈(비골)

④ 광대뼈(협골, 광대활)

턱끝 부위

⑤ 턱끝융기
⑥ 턱끝결절

⑦ 목뿔뼈

※ 방패연골(갑상연골)

⑧ 눈썹활(미구)

⑨ 눈확(안와)
(위모서리 · 아래모서리)

⑩ 턱뼈가지(하악지)

⑪ 턱뼈각(하악각)

⑫ 턱뼈몸통

⑬ 턱뼈바닥

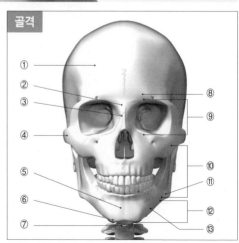

골격

1. 머리 · 목

① 이마융기(전두융기) : 이마 양쪽 옆에 약간 볼록한 부분.

② 미간 : 좌우 눈썹 사이의 편평한 부분.

③ 코뼈(비골) : 콧등의 뼈를 이루는 부분.

④ 광대뼈(협골, 광대활) : 눈확아래모서리의 바깥쪽 부위에서 만져지며 뒤쪽은 관자돌기(측두돌기)를 이루고 관자뼈(측두골)의 광대돌기와 연결되어 광대활을 만든다.

　턱끝 부위 : 턱끝융기와 턱끝결절을 이었을 때 나타나는 삼각형 부분.

⑤ 턱끝융기 : 턱끝 가운데의 약간 도톰한 부분.

⑥ 턱끝결절 : 턱끝융기의 양쪽 아래 가쪽에 튀어나온 부분.

⑦ 목뿔뼈(설골) : 아래턱뼈(하악골)와 목 앞부분의 안쪽으로 들어간 부분에서 말굽 모양으로 만져진다. 세번째목뼈(제3경추) 높이에 있다.

⑧ 눈썹활(미구) : 눈썹 약간 위에서 활 모양으로 만져지는 도톰한 부분.

⑨ 눈확(위모서리 · 아래모서리) : 안구가 들어 있는 움푹한 부위. 안구를 둘러싼 전체 부위를 확인할 수 있다. 위쪽을 눈확위모서리, 아래쪽을 눈확아래모서리라고 한다.

⑩ 턱뼈가지(하악지) : 입을 벌려 깨물근(교근)을 이완시키면, 볼 가운데에서 앞모서리를, 귓불 아래쪽에서 뒤모서리를 확인할 수 있다.

⑪ 턱뼈각(하악각) : 귓불을 따라 아래로 내려가면 아래턱뼈 뒤모서리와 아래모서리가 결합하는 돌기를 확인할 수 있다.

⑫ 턱뼈몸통(하악체) : 턱뼈각에서 앞쪽을 따라 아래턱까지 확인할 수 있다. 위모서리는 이틀(치조)이 되어 아랫니와 함께 만져진다.

⑬ 턱뼈바닥(하악저) : 아래턱뼈의 아래모서리. 턱뼈각에서 앞쪽의 아래턱을 향해 전체를 확인한다.

※ 방패연골(갑상연골) : 목구멍(후두)을 이루는 뼈 중 하나로 7종의 연골 중 가장 크다. 목 앞쪽의 튀어나온 곳을 후두융기(아담의 사과)라고 하며 쉽게 만질 수 있다. 넷째~다섯째목뼈(제4~5경추) 높이에 있다.

뒤쪽(등쪽)에서 확인할 수 있는 뼈 지표

뒤통수뼈(후두골)의 정중앙에서 아래쪽으로 목뼈가시돌기를, 꼭지돌기에서 아래쪽으로 목뼈가로돌기·관절돌기 순으로 확인한다.

머리·목 뒤쪽을 통한 관찰과 촉진

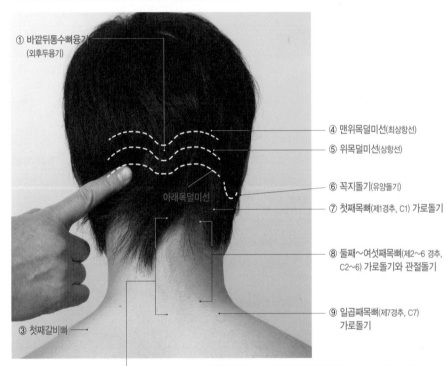

① 바깥뒤통수뼈융기 (외후두융기)

④ 맨위목덜미선(최상항선)

⑤ 위목덜미선(상항선)

⑥ 꼭지돌기(유양돌기)

⑦ 첫째목뼈(제1경추, C1) 가로돌기

⑧ 둘째~여섯째목뼈(제2~6 경추, C2~6) 가로돌기와 관절돌기

⑨ 일곱째목뼈(제7경추, C7) 가로돌기

아래목덜미선

③ 첫째갈비뼈

② 둘째~일곱째목뼈(제2~7번 경추, C2~7)·첫째목뼈(제1경추, T1) 가시돌기(극돌기)

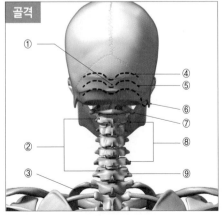

골격

1. 머리 · 목

① 바깥뒤통수뼈융기(외후두융기) : 뒤통수 아래쪽 가운데에 볼록하게 나온 돌기.

② 둘째~일곱째목뼈(제2~7번 경추, C2~7)·첫째목뼈(제1경추, T1) 가시돌기 : 바깥뒤통수뼈융기에서 아래쪽으로 이동하면 가장 처음 확인되는 큰 돌기가 있는데, 이것을 C2 가시돌기라고 한다. C3~5는 확인하기 어려우며 C6~7, T1 가시돌기는 튀어나와 있다.

③ 첫째갈비뼈(제1늑골) : C7 가로돌기 끝쪽의 오목한 곳에서 첫째 갈비뼈를 확인할 수 있다. 집게손가락을 가볍게 구부려 끝부분으로 첫째갈비뼈를 따라가면 위쪽 위치가 변한 부분과 좌우 높이 차이를 확인할 수 있다.

④ 맨위목덜미선(최상항선) : 바깥뒤통수뼈융기에서 바깥쪽으로 나 있는 완만한 곡선이 만져진다.

⑤ 위목덜미선(상항선) : 맨 위 목덜미선 약간 아래쪽에서 위쪽을 향한 완만한 곡선으로 꼭지돌기의 바닥 부위로 이어진다(등세모근(승모근) 시작 부위, 목빗근(흉쇄유돌근)이 끝나는 부위).

⑥ 꼭지돌기(유양돌기) : 귓바퀴 뒤편 아래쪽의 꼭지 모양으로 눈으로 관찰할 수 있다(목빗근, 널판근(판상근), 목을 뒤로 젖히는 근육)이 끝나는 부위).

⑦ 첫째목뼈(C1) 가로돌기 : 귓바퀴 뒤편에서 꼭지돌기에 손가락을 댄 다음, 끝쪽으로 움직여 가면 앞쪽에서 C1 가로돌기를 확인할 수 있다.

⑧ 첫째~여섯째목뼈(C2~6) 가로돌기와 관절돌기 : C2~6까지는 C1 가로돌기의 바로 뒤쪽에 있는 관절돌기를 확인할 수 있고, 거기서 연속된 관절돌기(이를 관절기둥(=articular pillar)이라고 한다)가 만져진다. 가로돌기는 관절돌기 앞쪽에서 확인되며 근육이 많이 붙어 있어 민감한 부분이다.

⑨ 일곱째목뼈(C7) 가로돌기 : C6 관절돌기의 끝쪽과 앞쪽이 만져지므로 C6 관절돌기의 길이를 파악할 수 있다. C7 가로돌기는 목갈비뼈(경늑골, cervical rib)가 되어 아래로 뻗어 있는 경우도 있다.

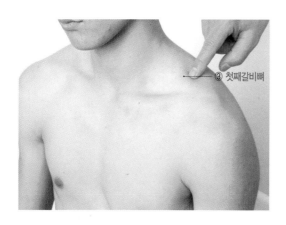

③ 첫째갈비뼈

옆쪽에서 확인할 수 있는 뼈 지표

머리의 뼈 지표를 확인하여 첫째목뼈(경추) 가시돌기에서 첫째등뼈(흉추) 가시돌기까지 촉진하여 관찰한다.

머리 · 목 옆쪽을 통한 관찰과 촉진

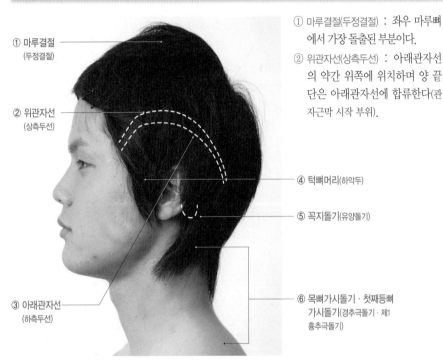

① 마루결절
(두정결절)

② 위관자선
(상측두선)

③ 아래관자선
(하측두선)

④ 턱뼈머리(하악두)

⑤ 꼭지돌기(유양돌기)

⑥ 목뼈가시돌기 · 첫째등뼈
가시돌기(경추극돌기 · 제1
흉추극돌기)

① 마루결절(두정결절) : 좌우 마루뼈
에서 가장 돌출된 부분이다.
② 위관자선(상측두선) : 아래관자선
의 약간 위쪽에 위치하며 양 끝
단은 아래관자선에 합류한다(관
자근막 시작 부위).

③ 아래관자선(하측두선) : 씹는 운동을 통해 관자근의 수축을
느끼면서 광대뼈 윗부분의 이마뼈 부위에서 마루뼈 부
위, 귓바퀴 위쪽의 관자뼈까지 촉진한다(관자근 시작 부위).
④ 턱뼈머리(하악두) : 바깥귀길 앞에서 손가락 끝 정도의 크
기로 튀어나와 있다.
⑤ 꼭지돌기(유양돌기) : 옆쪽에서도 귓바퀴 아래쪽 뒷부분에
서 관찰할 수 있다.
⑥ 목뼈가시돌기 · 첫째등뼈뒤결절: 뒤통수뼈 아래에서 처음으
로 C2 가시돌기가 만져진다. 끝쪽으로 이동하며 촉진하
면 C6~7, T1 가시돌기가 또렷이 만져진다.

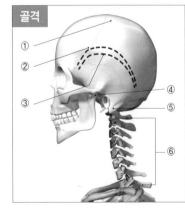

골격

①
②
③
④
⑤
⑥

머리 · 목 굽힘 자세

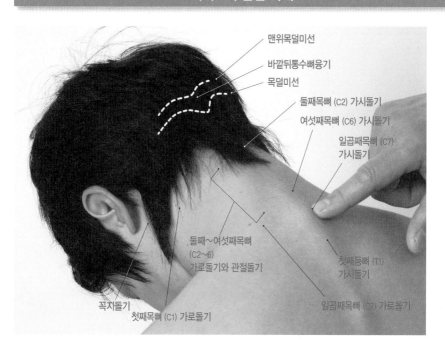

맨위목덜미선

바깥뒤통수뼈융기

목덜미선

둘째목뼈 (C2) 가시돌기

여섯째목뼈 (C6) 가시돌기

일곱째목뼈 (C7) 가시돌기

둘째~여섯째목뼈 (C2~6) 가로돌기와 관절돌기

첫째등뼈 (T1) 가시돌기

꼭지돌기

첫째목뼈 (C1) 가로돌기

일곱째목뼈 (C7) 가로돌기

머리 · 목을 편 자세에서 뒤결절관찰

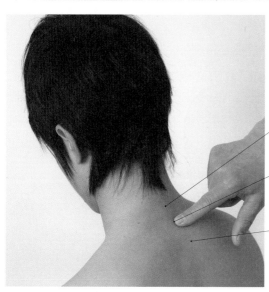

목을 폈다가 중간 자세로 돌아가면 C6 가시돌기는 보이지 않는다.

C6 가시돌기는 목을 펴면 아래쪽으로 들어간다.

C7 가시돌기는 가장 튀어나와 있다.

T1 가시돌기도 튀어나와 있다.

머리 · 목 부위의 근육

얼굴근육은 표정근과 씹기근육으로 나뉜다. 뒤통수부터 목 부분에는 뒤통수밑근과 목근육, 등근육이 있다.

1. 머리

얼굴근육(안면근, 표정근)과 씹기근육(저작근)으로 이루어진다.

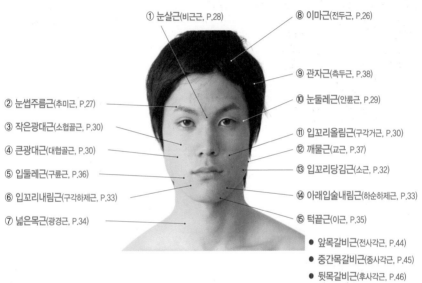

① 눈살근(비근근, P.28)
② 눈썹주름근(추미근, P.27)
③ 작은광대근(소협골근, P.30)
④ 큰광대근(대협골근, P.30)
⑤ 입둘레근(구륜근, P.36)
⑥ 입꼬리내림근(구각하제근, P.33)
⑦ 넓은목근(광경근, P.34)

⑧ 이마근(전두근, P.26)
⑨ 관자근(측두근, P.38)
⑩ 눈둘레근(안륜근, P.29)
⑪ 입꼬리올림근(구각거근, P.30)
⑫ 깨물근(교근, P.37)
⑬ 입꼬리당김근(소근, P.32)
⑭ 아래입술내림근(하순하제근, P.33)
⑮ 턱끝근(이근, P.35)

● 앞목갈비근(전사각근, P.44)
● 중간목갈비근(중사각근, P.45)
● 뒷목갈비근(후사각근, P.46)

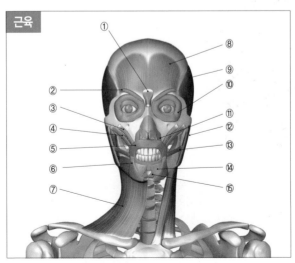

근육

(1) **얼굴근육**(안면근)

얼굴근육은 얼굴 표정을 변화시키므로 표정근이라고도 한다.

(2) **씹기근육**(저작근)

씹기근육은 씹을 때 아래턱이 운동하는 것에 관여하는 근육이다. 깨물근과 관자근은 쉽게 관찰 · 촉진할 수 있지만, 가쪽날개근(외측익돌근)과 안쪽날개근(내측익돌근)을 촉진하기는 쉽지 않다.

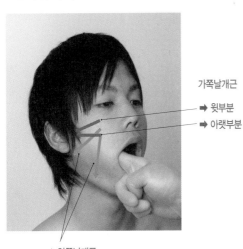

가쪽날개근
➡ 윗부분
➡ 아랫부분

➡ 안쪽날개근

2. 목

목 운동에 관여하는 근육은 뒤통수밑근육(후두하근군), 목 근육과 등 근육으로 나뉜다. 목 근육은 얕은목근육(피하경근), 옆목근육(측경근), 앞목근육들(전경근육들), 뒤목근육들(목갈비근육군과 척추앞근육군)으로 형성된다. 넓은목근은 얕은목근육에 속한다. 고유등근육(고유배근)은 긴등근육과 짧은등근육으로 나뉜다.

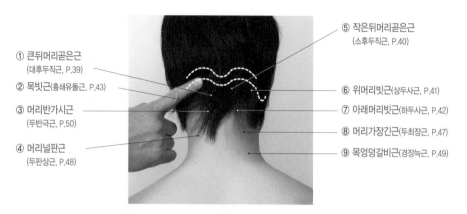

① 큰뒤머리곧은근
   (대후두직근, P.39)
② 목빗근(흉쇄유돌근, P.43)
③ 머리반가시근
   (두반극근, P.50)
④ 머리널판근
   (두판상근, P.48)

⑤ 작은뒤머리곧은근
   (소후두직근, P.40)
⑥ 위머리빗근(상두사근, P.41)
⑦ 아래머리빗근(하두사근, P.42)
⑧ 머리가장긴근(두최장근, P.47)
⑨ 목엉덩갈비근(경장늑근, P.49)

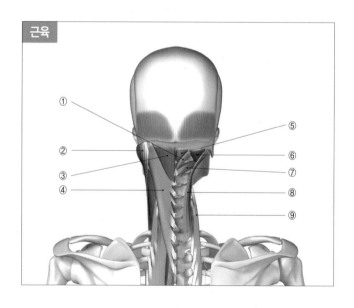

근육

(1) 뒤통수밑근육(후두하근군)

첫째·둘째목뼈와 뒤통수뼈 사이에 있는 근육으로, 머리를 펴고 돌리는 작용을 한다. 큰뒤머리곧은근, 작은뒤머리곧은근, 위머리빗근, 아랫머리빗근으로 구성된다.

(2) 옆목근육(측경근)

옆목 부위를 비스듬하게 나 있는 목빗근을 말하며, 복장뼈머리(흉골두)와 빗장뼈머리(쇄골두)에서 일어난다.

(3) 앞목근육들(전경근군)

목뿔위근육군(설골상근군 : 두힘살근(악이복근), 붓목뿔근(경돌설골근), 턱목뿔근(악설골근), 턱끝목뿔근(이설골근))과 목뿔아래근육군(어깨목뿔근(견갑설골근), 복장목뿔근(흉골설골근), 복장방패근(흉골갑상근), 방패목뿔근(갑상설골근))으로 이루어진다.

(4) 뒤목근육들(후경근군)

목갈비근(사각근군(앞목갈비근, 중간목갈비근, 뒤목갈비근))과 척추앞근육들(목긴근(경장근), 머리긴근(두장근), 앞머리곧은근(전두직근), 가쪽머리곧은근(외측두직근))로 나뉜다. 전자는 목뼈가로돌기에서 일어나 첫째~둘째갈비뼈에 닿고 갈비뼈를 위쪽으로 끌어당긴다. 후자는 목뼈몸통(경추체), 등뼈몸통(흉추체)의 앞면에 있으며 머리와 목을 굽히는 동작에 작용한다.

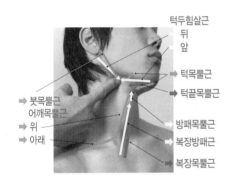

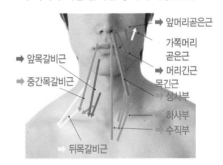

(5) 고유등근육

본래의 등근육을 말하며 긴등근육(장배근군(④ 머리널판근, ⑧ 머리가장긴근, ⑨ 목엉덩갈비근, 목가장긴근, 목널판근, 머리가시근, 목가시근)과 짧은등근육(단배근군(③ 머리반가시근, 목반가시근(경반극근), 뭇갈래근(다열근), 돌림근(회선근), 가시사이근(극간근), 가로돌기사이근(횡돌간근))으로 구성된다. 깊은 부위의 두 번째 층에 있으며 척수신경뒤가지의 지배를 받는다.

긴등근육(장배근)

→ 목가시근

→ 목널판근

→ 목가장긴근

짧은등근육(단배근)

→ 다열근

→ 가로돌기사이근

→ 가시사이근

→ 목반가시근

→ 돌림근

이마근(전두근)

Frontalis

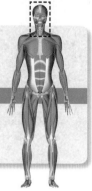

눈썹 부위와 미간의 피부와 피하에서 일어나 정수리의 머리덮개널힘줄(모상건막)에 닿으며 뒤통수근으로 연결된다. 이마근과 뒤통수근을 합쳐 뒤통수이마근(후두전두근)이라 한다.

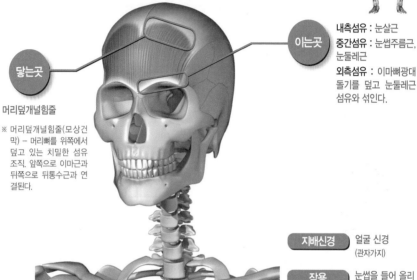

닿는곳

머리덮개널힘줄

※ 머리덮개널힘줄(모상건
막) – 머리뼈를 위쪽에서
덮고 있는 치밀한 섬유
조직. 앞쪽으로 이마근과
뒤쪽으로 뒤통수근과 연
결된다.

이는곳

내측섬유 : 눈살근
중간섬유 : 눈썹주름근,
눈둘레근
외측섬유 : 이마뼈광대
돌기를 덮고 눈둘레근
섬유와 섞인다.

지배신경 얼굴 신경
(관자가지)

작용 눈썹을 들어 올리
거나 이마에 가로
주름을 만든다.

👍 촉진 순서와 포인트 👍

1. 이마 주름을 관찰한다

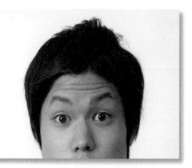

눈썹을 들어 올리면 이마근이 수축해 이마에 주름을 관찰
할 수 있다.

2. 엄지손가락으로 근수축을 촉진한다

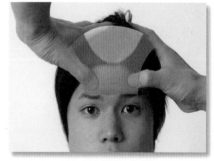

엄지손가락을 대고 주름을 펴듯이 당기면 수축의 강도를
느낄 수 있다.

눈썹주름근(추미근)

corrugator supercilii

미간에서 눈둘레근에 덮여 비스듬히 위쪽으로 일어나고 이마근, 눈둘레근눈확 부분의 근육다발과 섞여 있다. 눈이 부실 때 눈을 가느스름하게 뜨게 한다.

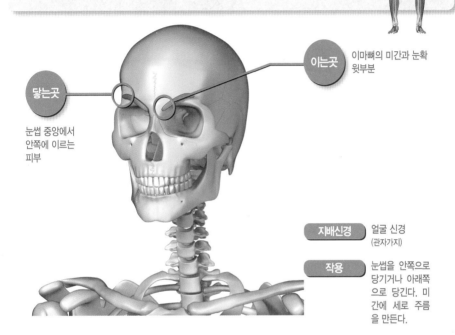

이는곳 이마뼈의 미간과 눈확 윗부분

닿는곳 눈썹 중앙에서 안쪽에 이르는 피부

지배신경 얼굴 신경 (관자가지)

작용 눈썹을 안쪽으로 당기거나 아래쪽으로 당긴다. 미간에 세로 주름을 만든다.

👍 촉진 순서와 포인트 👍

1. 미간의 주름을 관찰한다

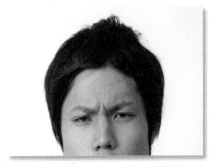

눈을 가느스름하게 뜨면 눈썹주름근이 수축해서 미간에 세로 주름을 관찰할 수 있다.

2. 두 엄지손가락으로 근수축을 촉진한다

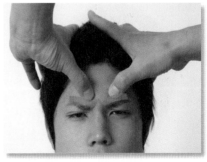

두 엄지손가락이나 집게손가락을 눈썹 쪽에 대고 눈썹을 양쪽으로 떼어내듯이 당기면 수축의 강도를 느낄 수 있다.

눈살근(비근근)

Procerus

눈살에서 일어나 위로 올라가 이마근과 혼합되어 미간의 피부에 퍼진다. 콧등에 가로주름을 잡는다.

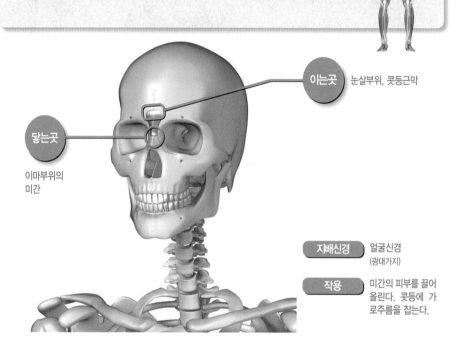

이는곳 눈살부위, 콧등근막

닿는곳

이마부위의
미간

지배신경 얼굴신경
(광대가지)

작용 미간의 피부를 끌어
올린다. 콧등에 가
로주름을 잡는다.

👍 촉진 순서와 포인트 👍

1. 눈살의 주름을 관찰한다

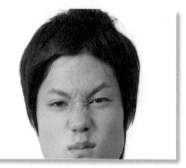

콧구멍에 힘을 주어 넓히면 눈살근은 눈살에 가로주름을
만든다.

2. 엄지손가락으로 근육의 수축을 촉진한다

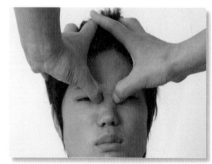

눈살 양쪽에 엄지손가락을 대고 바깥쪽에 힘을 주면 수축
강도를 촉진할 수 있다.

눈둘레근(안륜근)

orbicularis oculi

눈꺼풀 · 눈확 · 눈물주머니 부위로 구성된다. 눈꺼풀을 채우고 눈확 주위를 둘러싼 타원형이다.
바깥쪽에 뼈로 이루어진 부착부가 없다.

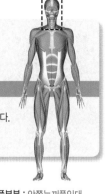

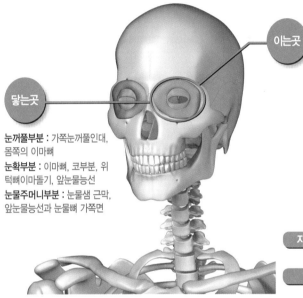

이는곳

눈꺼풀부분 : 안쪽눈꺼풀인대,
몸쪽의 이마뼈
눈확부분 : 안쪽눈꺼풀인대,
눈확의 안쪽모서리
눈물주머니부분 : 뒤눈물능선
(후누낭릉)

닿는곳

눈꺼풀부분 : 가쪽눈꺼풀인대,
몸쪽의 이마뼈
눈확부분 : 이마뼈, 코부분, 위
턱뼈이마돌기, 앞눈물능선
눈물주머니부분 : 눈물샘 근막,
앞눈물능선과 눈물뼈 가쪽면

지배신경
얼굴신경
(관자가지, 광대가지)

작용
눈꺼풀을 내린다.
눈물주머니를 연다.

👍 촉진 순서와 포인트 👍

1. 안구 주위의 주름을 관찰한다

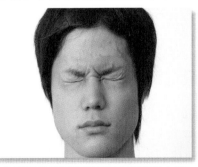

눈을 힘주어 감으면 안구 주위가 긴장된 것을 알 수 있다.
이때 눈살근과 눈썹주름근, 입꼬리올림근이 수축하는 것
을 관찰할 수 있다.

2. 힘을 주어 근수축을 촉진한다

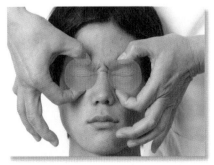

감은 눈의 위아래부분에 엄지손가락과 집게손가락을 가
볍게 대고, 두 손가락을 펼치듯이 힘을 주면 수축 강도를
촉진할 수 있다.

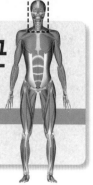

입꼬리올림근 · 작은광대근 · 큰광대근
(구각거근 · 소협골근 · 대협골근)

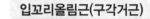

levator anguli oris · zygomaticus minor · zygomaticus major

입꼬리올림근과 작은광대근, 큰광대근(대협골근)은 입꼬리를 올리는 작용을 한다.

입꼬리올림근(구각거근)

이는곳	위턱뼈(상악골)의 송곳니오목(견치와)
닿는곳	입꼬리의 피부와 아랫입술 일부
지배신경	얼굴신경(광대가지)
작용	입꼬리를 올린다.

작은광대근(소협골근)

이는곳	광대뼈의 큰광대근이 이는 곳에서 앞쪽, 안쪽에 위치
닿는곳	코입술고랑(비순구) 몸쪽의 윗입술 피부
지배신경	얼굴신경(광대가지)
작용	윗입술을 위쪽 또는 뒤쪽으로 올린다.

큰광대근(대협골근)

이는곳	광대활 가운데부분의 가쪽, 광대관자봉합 부근
닿는곳	입꼬리, 윗입술, 아랫입술
지배신경	얼굴신경(광대가지)
작용	윗입술을 위쪽, 바깥쪽으로 올린다.

촉진 순서와 포인트

1. 입꼬리를 올리고 수축을 관찰한다

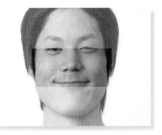

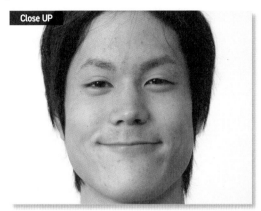

Close UP

입꼬리를 올리면 입꼬리올림근, 작은광대근,
큰광대근의 수축을 관찰할 수 있다.

2. 촉진한다

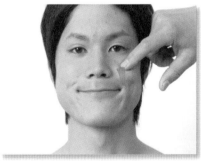

입꼬리에서 콧날개(비익) 가쪽에서 입꼬리올림근의 긴장
을 느낄 수 있다.

3. 작은광대근의 수축을 촉진한다

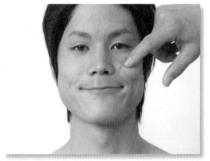

입꼬리에서 광대뼈 윗부분에 걸쳐 작은광대근의 긴장을
느낄 수 있다.

4. 큰광대근의 수축을 촉진한다

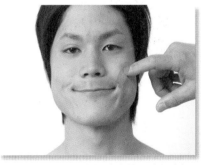

광대뼈 아랫부분에서 큰광대근의 긴장을 느낄 수 있다.

※ 얼굴 위쪽에 위치한 위턱뼈(상악골)는 좌우 한 쌍의 뼈로 구
성되고 아래턱뼈(하악골)는 턱의 아래를 구성하면서 아래 치
아를 떠받치는 기능을 한다. 위턱뼈 앞면에는 눈확 바로 밑에
엄지손가락 크기의 오목한 부분을 볼 수 있다. 이 부분(송곳니
(견치)와 눈확 사이의 오목한 부분)을 송곳니오목(견치와)이라
고 한다.

입꼬리당김근(소근)

risorius

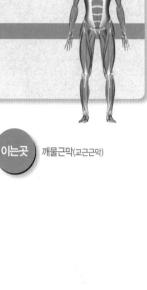

넓은목근(광경근) 안면부 위에 있으며 입꼬리와 몸쪽 피부를 향해 뻗어 있다.
수축하면 웃는 표정이 나타나며 볼에 보조개가 생긴다.

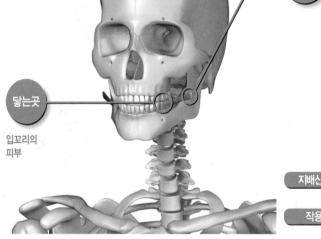

이는곳 깨물근막(교근근막)

닿는곳
입꼬리의
피부

지배신경 얼굴신경
(볼가지)

작용 입꼬리를 바깥쪽으로
당긴다.

👍 촉진 순서와 포인트 👍

1. 입꼬리당김근의 수축을 관찰한다

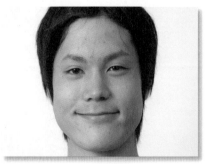

입꼬리를 바깥쪽으로 당겨 웃는 얼굴로 만든다.

2. 입꼬리 바깥쪽에서 근수축을 촉진한다

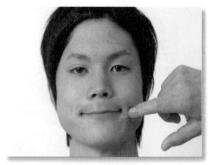

입꼬리 바깥쪽에서 근육의 수축을 촉진한다.

입꼬리내림근 · 아래입술내림근
(구각하제근)　　　(하순하제근)

depressor anguli oris · depressor labii inferioris muscle

입꼬리내림근은 아래모서리 가운데부분에서 입꼬리를 향해 나 있다.
아래입술내림근은 아래턱뼈 앞쪽에 있는 턱뼈구멍의 아래쪽에서 아랫입술을 향해 나 있다.

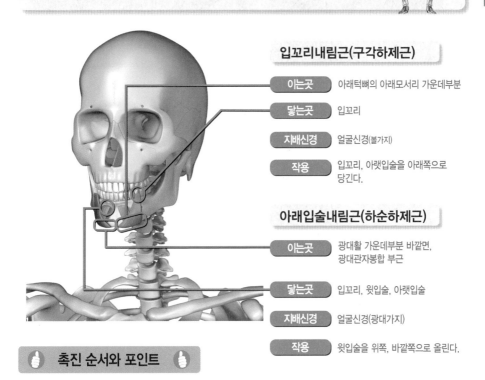

입꼬리내림근(구각하제근)

이는곳	아래턱뼈의 아래모서리 가운데부분
닿는곳	입꼬리
지배신경	얼굴신경(볼가지)
작용	입꼬리, 아랫입술을 아래쪽으로 당긴다.

아래입술내림근(하순하제근)

이는곳	광대활 가운데부분 바깥면, 광대관자봉합 부근
닿는곳	입꼬리, 윗입술, 아랫입술
지배신경	얼굴신경(광대가지)
작용	윗입술을 위쪽, 바깥쪽으로 올린다.

👍 촉진 순서와 포인트 👍

1. 입꼬리내림근의 수축을 촉진한다

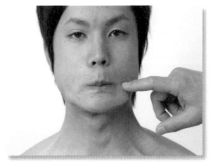

입꼬리를 아래로 내리면 입꼬리 아랫부분에서 입꼬리내림근이 수축한다.

2. 아래입술내림근의 수축을 촉진한다

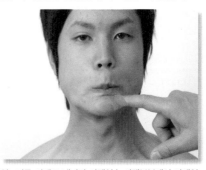

입꼬리를 아래로 내리면 아랫입술 아랫부분에서 아래입술내림근이 수축한다.

33

넓은목근(광경근)

platysma

빗장뼈(쇄골)를 넘어 어깨까지 이르는 부분에서 일어나 아래턱까지 넓게 퍼져 있는 근육이다.

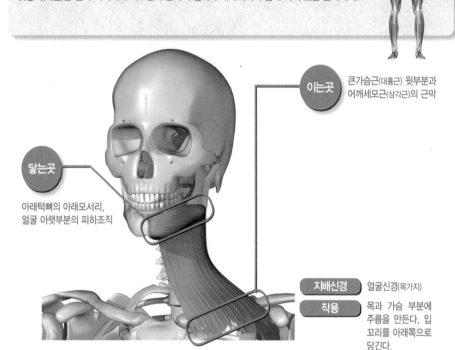

이는곳
큰가슴근(대흉근) 윗부분과
어깨세모근(삼각근)의 근막

닿는곳
아래턱뼈의 아래모서리,
얼굴 아랫부분의 피하조직

지배신경 얼굴신경(목가지)

작용 목과 가슴 부분에
주름을 만든다. 입
꼬리를 아래쪽으로
당긴다.

👍 촉진 순서와 포인트 👍

1. 목 앞면의 주름을 관찰한다

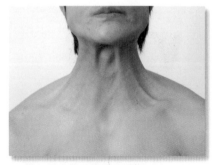

어금니를 깨물고 입꼬리를 양쪽 아래로 당기면 넓은목근
이 수축해 목 앞면의 피부에 주름이 생긴다.

2. 근육 수축을 촉진한다

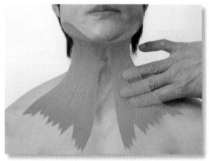

목 앞쪽에서 근육의 수축 상태를 확인한다.

턱끝근(이근)

mentalis

아래턱뼈에서 일어나고 양쪽이 만나 턱끝 부분의 피부 안으로 들어간다.
턱 끝에 주름을 만들고 아랫입술을 내밀게 한다.

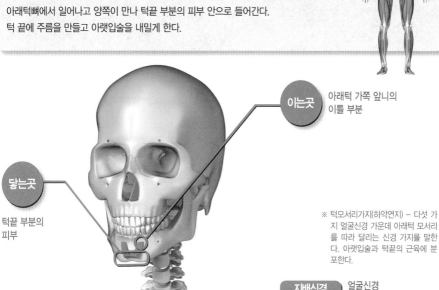

이는곳
아래턱 가쪽 앞니의
이틀 부분

닿는곳
턱끝 부분의
피부

※ 턱모서리가지(하악연지) – 다섯 가
지 얼굴신경 가운데 아래턱 모서리
를 따라 달리는 신경 가지를 말한
다. 아랫입술과 턱끝의 근육에 분
포한다.

지배신경
얼굴신경
(턱모서리가지(하악연지))

작용
턱끝 부분의 피부를 아래
로 잡아당겨, 아랫입술을
내밀게 한다.

👍 촉진 순서와 포인트 👍

1. 턱끝의 주름을 관찰한다

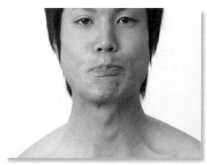

입을 다물고 "읍" 하는 모양으로 아랫입술을 내밀면, 턱
끝에 호두 모양의 주름을 관찰할 수 있다.

2. 근육 수축을 촉진한다

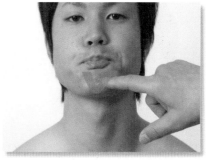

호두 모양의 주름에 집게손가락을 대면 근육의 수축 상
태를 확인할 수 있다.

35

입둘레근(구륜근)

orbicularis oris

입 주위를 둥그렇게 둘러싼 근육으로 상하좌우 네 부분으로 이루어진다.
또 안쪽의 입술 부위와 바깥쪽의 가장자리 부위로 구별한다.

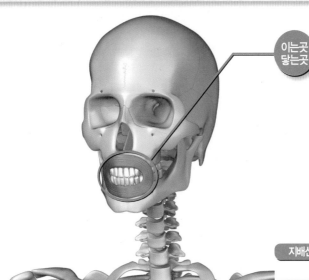

**이는곳
닿는곳**
입술 안에 있으며 둥그렇게
입 주변을 둘러싼다.
주위에 있는 근육 다발도 붙
어 있다.

지배신경
얼굴신경(볼가지(협골지)·
턱모서리가지)

작용
입을 다물거나 뾰족
하게 내민다.

👍 촉진 순서와 포인트 👍

1. 근육 수축을 관찰한다

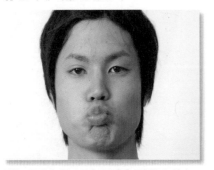

입을 뾰족하게 내밀면 근육의 수축을 관찰할 수 있다.

2. 근육 수축을 촉진한다

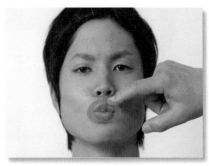

집게손가락을 입술의 위아래부분에 대고 구강 방향으로
힘을 주면 수축 강도를 촉진할 수 있다.

깨물근(교근)

masseter

위턱과 아래턱을 연결하는 직사각형의 두꺼운 근육으로 깊은층과 얕은층으로 이루어진다.

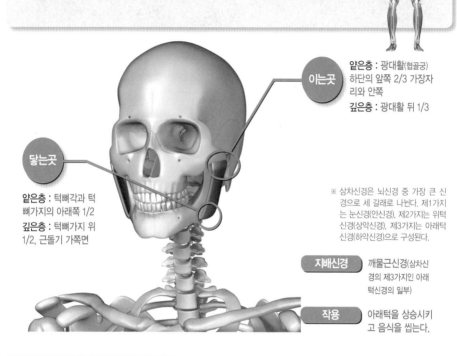

이는곳

얕은층 : 광대활(협골궁) 하단의 앞쪽 2/3 가장자리와 안쪽

깊은층 : 광대활 뒤 1/3

닿는곳

얕은층 : 턱뼈각과 턱뼈가지의 아래쪽 1/2
깊은층 : 턱뼈가지 위 1/2, 근돌기 가쪽면

※ 삼차신경은 뇌신경 중 가장 큰 신경으로 세 갈래로 나뉜다. 제1가지는 눈신경(안신경), 제2가지는 위턱신경(상악신경), 제3가지는 아래턱신경(하악신경)으로 구성된다.

지배신경 깨물근신경(삼차신경의 제3가지인 아래턱신경의 일부)

작용 아래턱을 상승시키고 음식을 씹는다.

👍 촉진 순서와 포인트 👍

1. 근육 수축을 관찰한다

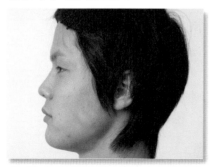

어금니를 꽉 깨물면 턱뼈각에서 턱뼈가지 가쪽에서 근육의 수축을 관찰할 수 있다.

2. 근육 수축을 촉진한다

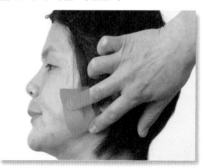

턱뼈각부터 턱뼈가지 가쪽에 이르는 부분에서 근육의 긴장을 확인한다.

관자근(측두근)

temporalis

관자뼈의 관자우묵에서 일어나 머리 옆면에서 부채꼴 모양으로 넓게 퍼지는 근육으로, 아래쪽을 향해 달려서 아래턱뼈의 근육돌기에 닿는다.

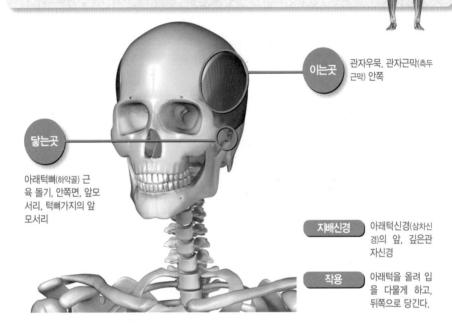

이는곳 관자우묵, 관자근막(측두근막) 안쪽

닿는곳 아래턱뼈(하악골) 근육 돌기, 안쪽면, 앞모서리, 턱뼈가지의 앞모서리

지배신경 아래턱신경(삼차신경)의 앞, 깊은관자신경

작용 아래턱을 올려 입을 다물게 하고, 뒤쪽으로 당긴다.

👍 촉진 순서와 포인트 👍

1. 관자부위에서 근육 수축을 촉진한다

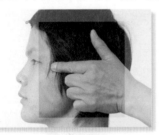

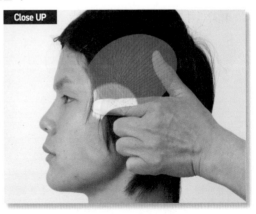

Close UP

어금니를 꽉 깨물면 관자부위에서 근육의 긴장을 촉진할 수 있다.

큰뒤머리곧은근(대후두직근)

rectus capitis posterior major

둘째 목뼈(C2, 제2목뼈(축추)) 가시돌기에서 작은 힘줄 형태로 일어나 위가쪽을 향해
올라가면서 넓어진다.

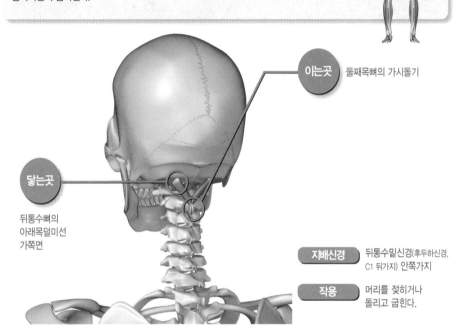

이는곳 둘째목뼈의 가시돌기

닿는곳
뒤통수뼈의
아래목덜미선
가쪽면

지배신경 뒤통수밑신경(후두하신경,
C1 뒤가지) 안쪽가지

작용 머리를 젖히거나
돌리고 굽힌다.

👍 촉진 순서와 포인트 👍

1. 근육 위치를 확인한다

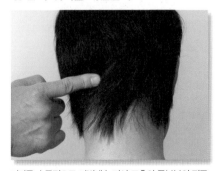

머리를 수동적으로 가볍게 늘려서 표층의 목부분의 폄근
육을 이완시킨다. 중쇠뼈 가시돌기와 뒤통수뼈의 아래목
덜미선 가쪽을 확인한 다음, 그 사이에 집게손가락으로
깊은 부위를 압박한다.

2. 근육 수축을 촉진한다

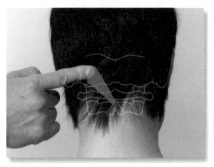

목 부위 전체를 늘리지 않도록, 머리 부위만 살짝 늘리면
근육의 수축을 촉진할 수 있다.

39

작은뒤머리곧은근(소후두직근)

rectus capitis posterior minor

첫째 목뼈인 고리뼈에서 가는 힘줄 형태로 일어나, 바깥 위쪽을 향하면서 넓어져 근육 다발을 이룬다.

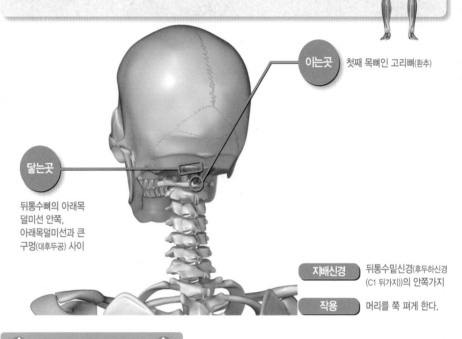

이는곳 첫째 목뼈인 고리뼈(환추)

닿는곳
뒤통수뼈의 아래목
덜미선 안쪽,
아래목덜미선과 큰
구멍(대후두공) 사이

지배신경 뒤통수밑신경(후두하신경
(C1 뒤가지))의 안쪽가지

작용 머리를 쭉 펴게 한다.

👍 촉진 순서와 포인트 👍

1. 첫째 목뼈인 고리뼈를 확인한다

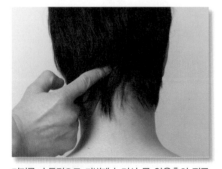

머리를 수동적으로 가볍게 늘려서 목 얕은층의 폄근
육을 이완시킨다. 첫째 목뼈의 뒤고리 뒤결절과 뒤통
수뼈의 아래목덜미선 정중앙 사이를 손가락으로 압박
해 첫째 목뼈의 뒤고리를 확인한다.

40

2. 근육 수축을 촉진한다

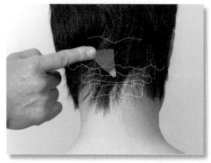

첫째 목뼈의 뒤고리와 아래목덜미선 안쪽 사이를 손가락
으로 깊이 압박한다. 머리를 살짝 젖히면 근육의 수축을
촉진할 수 있다.

위머리빗근(상두사근)

obliquus capitis superior

둘째 목뼈인 중쇠뼈 가로돌기에서 얇은 근육 형태로 일어나 위쪽과 안쪽으로 향하면서 넓어진다.
큰뒤머리곧은근의 약간 위 가쪽에서 뒤통수뼈에 붙는다.

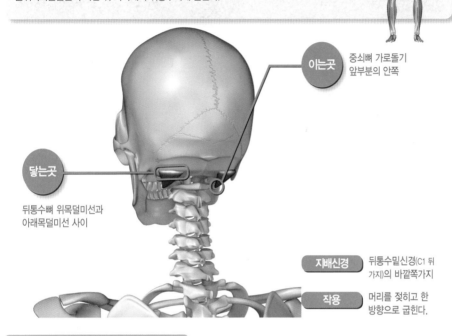

이는곳 중쇠뼈 가로돌기
앞부분의 안쪽

닿는곳
뒤통수뼈 위목덜미선과
아래목덜미선 사이

지배신경 뒤통수밑신경(C1 뒤
가지)의 바깥쪽가지

작용 머리를 젖히고 한
방향으로 굽힌다.

👍 촉진 순서와 포인트 👍

1. 근육의 위치를 확인한다

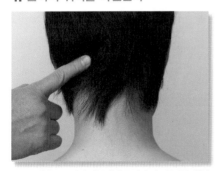

꼭지돌기의 끝쪽이나 뒤쪽에서 중쇠뼈 가로돌기를 확인
한다. 꼭지돌기의 뒤쪽, 목덜미선과 아래목덜미선 사이에
서 근육이 닿는 곳을 촉진한다.

2. 근육 수축을 촉진한다

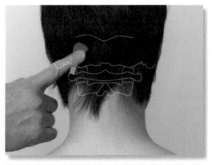

중쇠뼈 가로돌기의 위쪽 가장자리와 아래목덜미선 가쪽
사이에 손가락을 놓고 깊이 압박한다. 머리를 살짝 한쪽
으로 숙이면 근육의 수축을 촉진할 수 있다.

아래머리빗근(하두사근)

obliquus capitis inferior

둘째 목뼈인 중쇠뼈 가시돌기에서 일어나 첫째 목뼈인 고리뼈 가로돌기로 닿는다.
위머리빗근보다 큰 빗근이다.

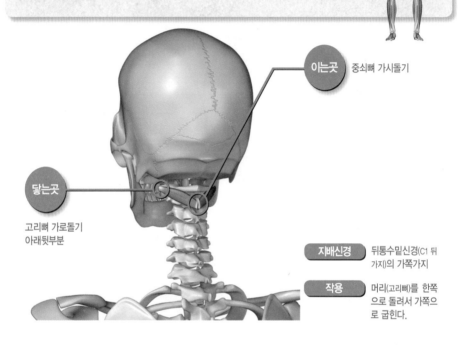

이는곳 중쇠뼈 가시돌기

닿는곳

고리뼈 가로돌기
아래뒷부분

지배신경 뒤통수밑신경(C1 뒤
가지)의 가쪽가지

작용 머리(고리뼈)를 한쪽
으로 돌려서 가쪽으
로 굽힌다.

👍 촉진 순서와 포인트 👍

1. 근육 위치를 확인한다

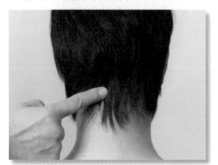

고리뼈 뒤결절과 가로돌기를 확인한다. 고리뼈 뒤결절 가
쪽에서 가로돌기 뒤쪽 아랫부분 사이에 손가락을 대고 깊
이 압박한다.

2. 근육 수축을 촉진한다

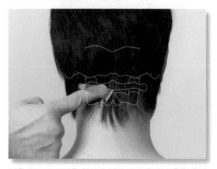

같은 쪽으로 시선을 향하게 하면 이 근육의 수축을 촉진
할 수 있다.

42

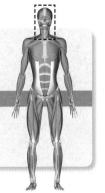

목빗근(흉쇄유돌근)

sternocleidomastoid

옆머리에서 비스듬히 뻗어 있는 커다란 근육으로 빗장부분(쇄골부)과 복장부분(흉골부)으로 형성된다. 이 둘은 위 가쪽의 뒤를 향하다가 목 부분에서 서서히 합류한다.

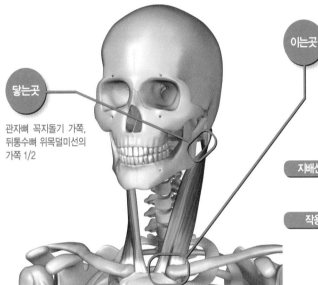

닿는곳

관자뼈 꼭지돌기 가쪽, 뒤통수뼈 위목덜미선의 가쪽 1/2

이는곳

복장부분(흉골부) : 복장뼈자루 위모서리

빗장부분(쇄골부) : 빗장뼈 안쪽 1/3 위모서리

※ 복장뼈(흉골) – 가슴우리 앞면 정중앙에 있는 납작뼈로 자루, 몸통, 칼돌기의 세 부분으로 구분된다. 복장뼈자루(흉골병)는 복장뼈 맨위의 폭이 넓은 부분이고, 복장뼈몸통(흉골체)은 가운데 긴 부분이다.

지배신경

더부신경 척수뿌리(부신경 척수근), 목신경 앞가지(C2~3)

작용

머리를 앞쪽으로 이동(하위경추 굴곡)한다. 한쪽만 움직여서 가쪽으로 굽히거나 돌린다. 깊이 숨을 들이마실 때 복장뼈와 빗장뼈를 올린다.

👍 촉진 순서와 포인트 👍

1. 근육 수축을 관찰한다

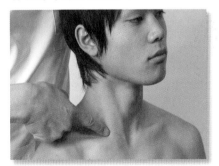

목 회전에 저항을 가해 반대쪽을 관찰하면 꼭지돌기에서 빗장부분과 복장부분의 수축을 확인할 수 있다.

2. 빗장부분·복장부분을 촉진한다

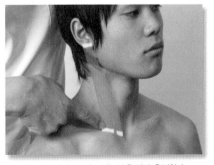

꼭지돌기에서 빗장부분과 복장부분을 각각 촉진한다.

43

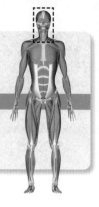

앞목갈비근(전사각근)

scalenus anterior

목빗근 아래에서 목의 가쪽 깊은 곳에 있다. 목갈비근 중 가장 앞부분을 비스듬히 내려오는 근육이다. 그 앞쪽에는 가로막신경(횡격신경)이 나 있다.

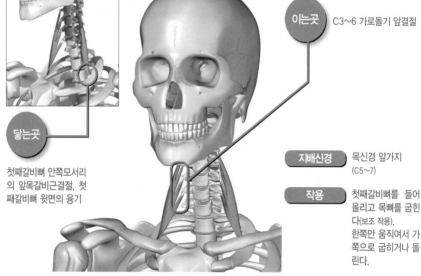

이는곳 C3~6 가로돌기 앞결절

닿는곳
첫째갈비뼈 안쪽모서리의 앞목갈비근결절, 첫째갈비뼈 윗면의 융기

지배신경 목신경 앞가지 (C5~7)

작용 첫째갈비뼈를 들어 올리고 목뼈를 굽힌다(보조 작용). 한쪽만 움직여서 가쪽으로 굽히거나 돌린다.

👍 촉진 순서와 포인트 👍

1. 근육 수축을 촉진한다

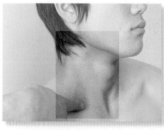

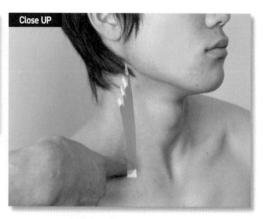

Close UP

목빗근 빗장부분과 등세모근(승모근) 윗부분 사이에 손가락을 댄다. 목을 가볍게 굽히거나 갈비뼈를 이용하여 숨을 쉬는 흉곽 호흡을 하면 근육의 수축을 촉진할 수 있다.

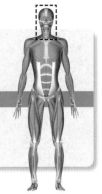

중간목갈비근(중사각근)

scalenus medius

목갈비근 중 가장 길고 크며 앞목갈비근 뒤쪽에 나란히 뻗어 있다.

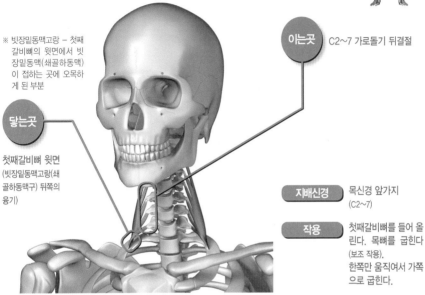

※ 빗장밑동맥고랑 – 첫째 갈비뼈의 윗면에서 빗장밑동맥(쇄골하동맥)이 접하는 곳에 오목하게 된 부분

이는곳 C2~7 가로돌기 뒤결절

닿는곳

첫째갈비뼈 윗면 (빗장밑동맥고랑(쇄골하동맥구) 뒤쪽의 융기)

지배신경 목신경 앞가지 (C2~7)

작용 첫째갈비뼈를 들어 올린다. 목뼈를 굽힌다 (보조 작용). 한쪽만 움직여서 가쪽으로 굽힌다.

👍 촉진 순서와 포인트 👍

1. 근육 수축을 촉진한다

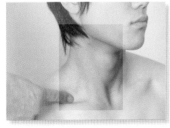

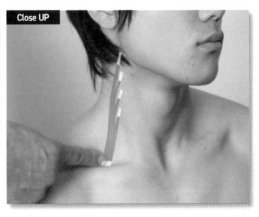

Close UP

목빗근 빗장부분과 등세모근 윗부분 사이에 있는 앞목갈비근 뒤쪽에 손가락을 댄다. 목을 가볍게 굽히거나 갈비뼈를 이용하여 숨을 쉬는 흉곽 호흡을 하면 근육의 수축을 촉진할 수 있다.

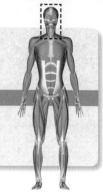

뒤목갈비근(후사각근)

scalenus posterior

목갈비근 중 가장 작고 가장 깊은 곳에 있다.
가장 뒤쪽에 비스듬히 뻗어 있다.

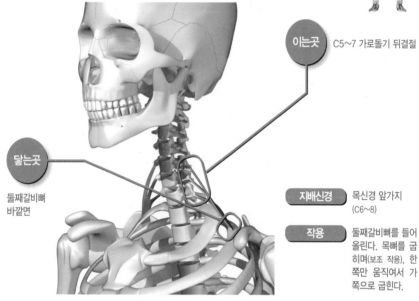

이는곳 C5~7 가로돌기 뒤결절

닿는곳

둘째갈비뼈
바깥면

지배신경 목신경 앞가지
(C6~8)

작용 둘째갈비뼈를 들어
올린다. 목뼈를 굽
히며(보조 작용), 한
쪽만 움직여서 가
쪽으로 굽힌다.

👍 촉진 순서와 포인트 👍

1. 근육 수축을 촉진한다

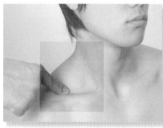

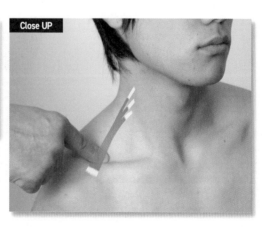

Close UP

둘째갈비뼈를 확인하여 중간목갈비근 뒤쪽에
서 어깨올림근(견갑거근) 뒤쪽에 손가락을 댄다.
목을 한쪽 방향으로 가볍게 굽히거나 가쪽으
로 돌리면 수축 강도를 촉진할 수 있다.

머리가장긴근(두최장근)

longissimus capitis

척주세움근에서 가운데 부분을 이루는 가장 긴 근 중 머리뼈에 붙는 부분으로 첫째~다섯째 등뼈에서 일어나 뒤통수뼈로 닿는다. 널판근(판상근) 깊은 곳에 있으며 여러 개의 힘줄을 갖고 위쪽으로, 그리고 바깥쪽으로 퍼진다.

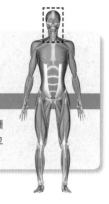

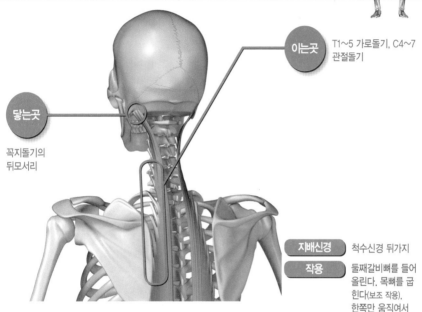

이는곳 T1~5 가로돌기, C4~7 관절돌기

닿는곳 꼭지돌기의 뒤모서리

지배신경 척수신경 뒤가지

작용 둘째갈비뼈를 들어 올린다. 목뼈를 굽힌다(보조 작용). 한쪽만 움직여서 가쪽으로 굽힌다.

👍 촉진 순서와 포인트 👍

1. 닿는곳과 힘살(근복)을 촉진한다

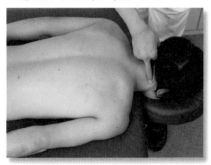

꼭지돌기 뒤모서리로 닿고 머리널판근과 목빗근의 깊은 부분에 있으므로, 두 근육 사이에 손가락을 대고 압박하면 볼록한 힘살(근복)을 촉진할 수 있다.

2. 끝쪽의 힘살을 촉진한다

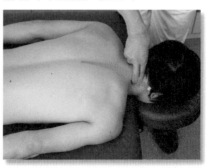

C(4) 5~7 관절돌기, T1~4(5) 가로돌기 끝을 향해 손가락을 대고 누르면서 볼록한 힘살을 만져간다.

47

머리널판근(두판상근)

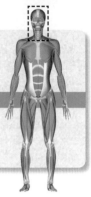

splenius capitis

근섬유는 아래쪽으로는 마름근과 등세모근의 깊은 부분에, 위쪽으로는 목빗근의 깊은 부분에 근육 다발을 이루며 위와 가쪽으로 퍼진다.

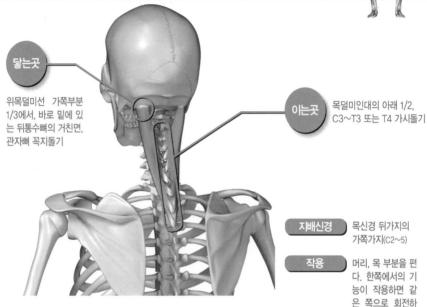

닿는곳
위목덜미선 가쪽부분 1/3에서, 바로 밑에 있는 뒤통수뼈의 거친면, 관자뼈 꼭지돌기

이는곳
목덜미인대의 아래 1/2, C3~T3 또는 T4 가시돌기

지배신경 목신경 뒤가지의 가쪽가지(C2~5)

작용 머리, 목 부분을 편다. 한쪽에서의 기능이 작용하면 같은 쪽으로 회전하거나 가쪽으로 굽힌다.

👍 촉진 순서와 포인트 👍

1. 근육 수축을 촉진한다

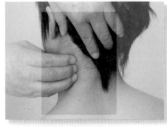

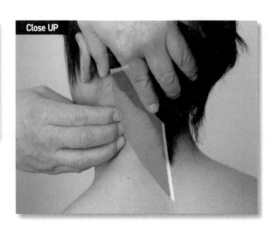

Close UP

목빗근 뒤모서리, 등세모근 윗부분 가쪽모서리의 바깥쪽에 손가락을 댄다. 목을 가볍게 펼때 살짝 누르면 가시돌기와 꼭지돌기 사이에서 근육의 수축을 촉진할 수 있다.

목엉덩갈비근(경장늑근)

iliocostalis cervicis

편평한 힘줄이 등쪽 갈비뼈 뒷면에서 일어나 위로 올라가면서 힘살이 발달하고 안쪽으로 틀어서 목뼈에 붙는다.

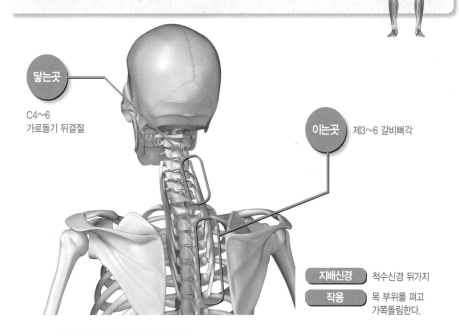

닿는곳
C4~6
가로돌기 뒤결절

이는곳 제3~6 갈비뼈각

지배신경 척수신경 뒤가지

작용 목 부위를 펴고 가쪽돌림한다.

👍 촉진 순서와 포인트 👍

1. 이는곳과 닿는곳을 촉진한다

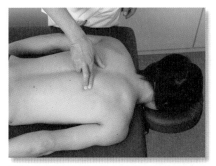

목엉덩갈비근은 위뒤톱니근(상후거근), 어깨올림근(견갑거근), 마름근(능형근), 등세모근, 어깨뼈로 덮혀 있다. 시작 부위(이는곳)인 셋째~여섯째갈비뼈각과 정지 부위(닿는곳)인 C4~6 가로돌기 뒤결절을 손가락으로 촉진한다.

2. 이는곳을 촉진한다

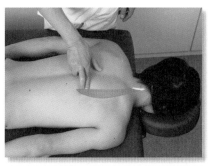

어깨뼈 아래각 안쪽 아래에 있는 등세모근 아래부위, 넓은등근 위모서리, 큰마름근 아래모서리로 둘러싸인 부분에서 목엉덩갈비근을 직접 촉진할 수 있다.

49

머리반가시근(두반극근)

semispinalis capitis

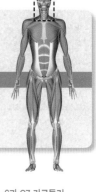

위쪽 여섯째등뼈 가로돌기, 아래쪽 셋째~넷째목뼈 관절돌기에서 일어나, 위 뒤쪽에서 힘줄이
합류하여 넓은 근육을 이룬다. 목반가시근을 덮으면서 위로 뻗어간다.

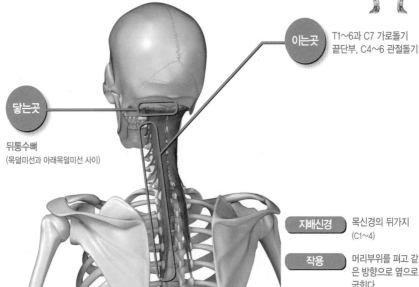

이는곳 T1~6과 C7 가로돌기
끝단부, C4~6 관절돌기

닿는곳

뒤통수뼈
(목덜미선과 아래목덜미선 사이)

지배신경 목신경의 뒤가지
(C1~4)

작용 머리부위를 펴고 같
은 방향으로 옆으로
굽힌다.
또는 반대편으로 회
전한다.

👍 촉진 순서와 포인트 👍

1. 이는곳을 촉진한다

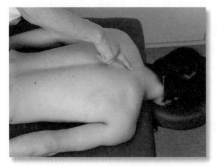

이는곳인 C4~6 관절돌기를 뒤결절가쪽의 뼈융기로 확인
하고 끝쪽의 C7과 T1~6의 가로돌기 끝단을 확인한다.

2. 닿는곳과 근육 다발을 촉진한다

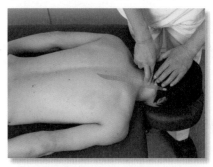

닿는곳인 뒤통수뼈 목덜미선과 아래목덜미선 근처에서
머리널판근의 머리쪽, 목빗근과 등세모근 위쪽 섬유 사이
에서 수직으로 뻗어 있는 근육 다발을 만진다.

Part 2

몸통의 관찰과 촉진

앞쪽(배쪽)에서 확인할 수 있는 뼈 지표

어깨뼈, 빗장뼈, 등뼈, 갈비뼈, 골반을 확인한다. 또한 다음에 나열하는 각 뼈 지표의 위치와 좌우의 차이를 확인한다.

몸통 앞쪽에서의 관찰과 촉진

① 목아래패임(경절흔)

② 빗장패임(쇄골절흔)

복장뼈 (흉골)
③ 복장뼈자루(흉골병)

④ 복장뼈각(흉골각)

⑤ 복장뼈몸통(흉골체)

⑥ 칼돌기(검상돌기)

⑦ 갈비활(늑골궁)

⑧ 명치각(흉골하각)

골반
⑨ 엉덩뼈능선 (장골능)

⑩ 위앞엉덩뼈가시 (상전장골극)

⑪ 두덩뼈위가지 (치골상지)

⑫ 두덩결합 (치골결합)

⑬ 복장빗장관절(흉쇄관절)

⑭ 부리돌기(오훼돌기)

⑮ 어깨뼈 봉우리(견봉)

어깨뼈 (견갑골)

⑯ 봉우리빗장관절(견쇄관절)

빗장뼈(쇄골)

골격

52

1. 어깨뼈(견갑골)

- 빗장뼈 가쪽으로 이동해 ⑮ **어깨뼈 봉우리(견봉)**를 촉진한다. 다음으로 좌우 봉우리의 위치와 높이를 비교한다.
- 빗장뼈 가쪽의 아랫부분, 위팔뼈머리 안쪽에서 ⑭ **부리돌기**를 촉진한다.

※ 위팔뼈머리(상완골두) – 상완골의 위쪽 끝에 공처럼 둥글게 커진 부분
※ 부리돌기(오훼돌기) – 어깨뼈의 위모서리 가쪽에서 손가락처럼 앞쪽으로 돌출한 부분. 이곳이 근육과 인대가 붙는 자리가 된다.

2. 빗장뼈(쇄골)

- 좌우의 위치와 높이를 비교한다. 빗장복장뼈 끝에서 ⑬ **복장빗장관절**을, 어깨뼈 봉우리 끝에서 ⑯ **봉우리빗장관절**을 확인한다.

※ 복장빗장관절(흉쇄관절) – 복장뼈와 빗장뼈를 연결하는 관절
※ 봉우리빗장관절(견쇄관절) – 어깨뼈 봉우리와 빗장뼈 사이의 관절

3. 가슴뼈(흉골)

- 가슴뼈를 머리쪽부터 끝쪽으로, ① **목아래패임**, ② **빗장패임**, ③ **복장뼈자루**, ④ **복장뼈각**, ⑤ **복장뼈몸통**, ⑥ **칼돌기**를 확인한다.

※ 칼돌기(검상돌기) – 복장뼈의 아래쪽 끝부분. 연골로 되어 있다가 중년이 지나면서 뼈로 발달하는데 성인에게서도 연골로 남아 있는 경우가 있다.

4. 갈비뼈(늑골)

- 첫째갈비뼈에서 열두째갈비뼈를 순서대로 확인한다. 첫째~일곱째갈비뼈의 연골 끝단은 직접 가슴뼈와 결합한다 해서, **참갈비(진늑)**라고도 한다.
- 여덟째갈비뼈 이하는 그 앞쪽이 직접 가슴뼈와 결합하지 않으므로 **거짓갈비(가늑)**라고 한다.
- 여덟째~열째갈비뼈는 갈비연골(늑연골)이 결합하여 융기한 ⑦ **갈비활**이 된다. 좌우의 갈비활은 칼돌기를 사이에 끼고 정상적으로는 약 70°의 ⑧ **명치각(흉골하각)**을 형성하므로 그 각도를 확인한다.
- 열한째갈비뼈와 열둘째갈비뼈는 복장뼈에 붙어 있지 않고 떠 있으므로 **뜬갈비뼈(부유늑골)**라고 한다. 그 끝을 확인한다.

※ 명치각(흉골하각) – 복장뼈 아래에서 양쪽 갈비 연골이 이루는 각

5. 골반

- 좌우의 ⑨ **엉덩뼈능선**, ⑩ **위앞엉덩뼈가시**, ⑪ **두덩뼈위가지**와 그것이 연결된 ⑫ **두덩결합**을 확인한다.

※ 엉덩뼈능선(장골능) – 허리띠를 매는 부위 아래의 옆구리와 등에서 만져지는 뼈 부분. 엉덩뼈의 위쪽 가장자리가 두꺼워진 곳으로, 여기에 여러 근육이 붙는다.
※ 두덩결합(치골결합) – 좌우의 두덩뼈가 그 사이에 낀 섬유 연골에 의해 연결된 부분

뒤쪽(등쪽)에서 확인할 수 있는 뼈 지표

어깨뼈, 척주의 변형, 골반 및 얼라인먼트를 관찰한다. 또한 뼈 지표를 촉진하여 위치를 확인한다.

1. 선 자세에서 관찰

어깨뼈 위치, 척주의 변형, 골반을 관찰한다. 이때 척주 측만과 뼈 지표의 좌우 차이를 유심히 살핀다.

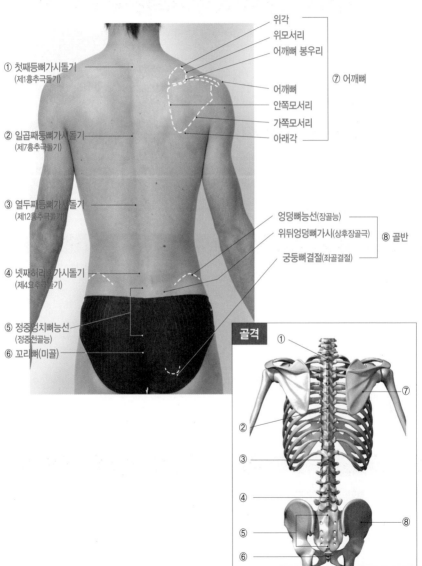

① 첫째등뼈가시돌기
   (제1흉추극돌기)

② 일곱째등뼈가시돌기
   (제7흉추극돌기)

③ 열두째등뼈가시돌기
   (제12흉추극돌기)

④ 넷째허리뼈가시돌기
   (제4요추극돌기)

⑤ 정중엉치뼈능선
   (정중천골능)

⑥ 꼬리뼈(미골)

위각
위모서리
어깨뼈 봉우리

어깨뼈
안쪽모서리
가쪽모서리
아래각

⑦ 어깨뼈

엉덩뼈능선(장골능)
위뒤엉덩뼈가시(상후장골극)
궁둥뼈결절(좌골결절)

⑧ 골반

골격

2. 등·엉덩이 부위 관찰

엎드린 자세에서 척주와 골반의 변형을 관찰한다.

(1) 등뼈(흉추)

- 가시돌기를 손가락으로 촉진하여 좌우의 변위, 각 분절 간의 양끝 방향의 간격을 확인한다.
- 등뼈가시돌기는 아래쪽으로 비스듬히 뻗어 있다.

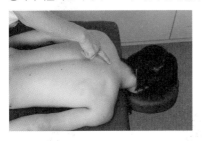

- 좌우의 **가로돌기**(횡돌기)를 좌우의 집게나 가운데 손가락으로 촉진하여 회전 정도를 확인한다.

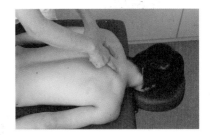

(2) 허리뼈(요추)

- 가시돌기를 손가락으로 촉진한다. 등뼈에 비해 폭이 넓다. 가시돌기 간의 간격을 확인한다.

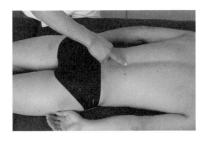

- 가로돌기는 근육이 발달해서 뼈 형태를 촉진할 수 없다. 연부조직이나 근육을 압박해 깊은 부위의 뼈의 단단함을 느낀다.

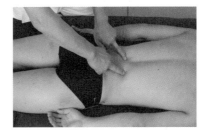

(3) 골반

- 엉덩뼈능선을 집게손가락으로 확인한다.

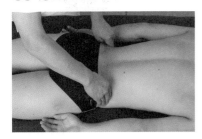

- 그 상태에서 엄지손가락을 아래쪽으로 움직여 가면 만져지는 융기가 **위뒤엉덩뼈가시**이며 융기된 부위의 중심이 가장 돌출되어 있다. 골반에 지방이 발달했을 때는 반대로 오목하게 보인다.

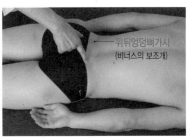

위뒤엉덩뼈가시
(비너스의 보조개)

척추뼈 가시돌기의 위치와 그 밖의 뼈 지표와의 위치 관계, 가시돌기와 척추뼈 몸통(추체)과의 위치관계, 척추뼈 가로돌기와 가시돌기의 위치관계를 나타낸다.

(1) 가시돌기의 위치

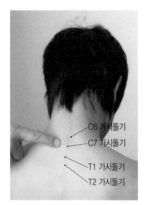

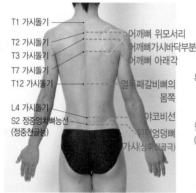

T1 가시돌기 — 어깨뼈 위모서리
T2 가시돌기 — 어깨뼈가시바닥부분
T3 가시돌기 — 어깨뼈 아래각
T7 가시돌기
T12 가시돌기 — 열두째갈비뼈의 몸쪽
L4 가시돌기
S2 정중엉치뼈능선 (정중천골능) — 야코비선
위뒤엉덩뼈가시(상후장극)

C6 가시돌기
C7 가시돌기
T1 가시돌기
T2 가시돌기

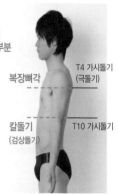

T4 가시돌기 (극돌기)
복장뼈각
칼돌기 (검상돌기) — T10 가시돌기

T1 가시돌기 : 목을 앞으로 굽히면 C7 가시돌기와 함께 튀어나온다.
T2 가시돌기 : 어깨뼈 위모서리 높이

T3 가시돌기 : 어깨뼈가시 바닥의 높이
T7 가시돌기 : 어깨뼈 아래각의 높이
T12 가시돌기 : 열두째갈비뼈의 가운데를 따라가면 만져진다.
S2 정중엉치뼈능선(정중천골능) : 위뒤엉덩뼈가시의 높이

T4 가시돌기 : 복장뼈각
T10 가시돌기 : 칼돌기

※ 야코비선(Jacoby's line) – 양쪽 엉덩뼈능선을 연결하면 생기는 선으로 야코비선과 척추가 만나는 지점이 넷째허리뼈가시돌기다. 주로 척추의 높이를 추정할 때 이용된다.

(2) 가시돌기와 척추뼈 몸통의 위치 관계

● 등뼈가시돌기(흉추극돌기)는 아래쪽으로 비스듬히 뻗어 있다.
● T1 가시돌기 끝단은 거의 척추뼈 몸통의 뒤쪽, T2~3은 척추뼈 몸통의 약간 아래쪽, T4~6은 동일 척추뼈 몸통과 하위 척추뼈 몸통 사이, T7~10은 하나 아래인 척추뼈 몸통의 높은 부위, T11은 척추뼈 몸통 사이, T12는 거의 척추뼈 몸통의 위치에 있다.

(3) 척추뼈 몸통의 가로돌기 끝단과 가시돌기의 위치 관계

● T1~3은 납작한 역이등변삼각형, T4~6은 다소 납작한 역이등변삼각형을 이룬다.
● T7~10은 거의 역정삼각형을 이룬다.
● T11~L1은 납작한 역이등변삼각형, L2~5는 상당히 납작한 역이등변삼각형이 된다.

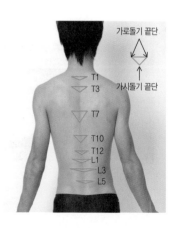

가로돌기 끝단
T1
T3
가시돌기 끝단
T7
T10
T12
L1
L3
L5

옆쪽에서 확인할 수 있는 뼈 지표

척주가 굽은 정도와 등뼈 가시돌기와 허리뼈 가시돌기의 위치를 관찰한다. 이어서 골반이 앞이나 뒤로 나와 있지 않은지 관찰한다.

1. 척주 변형 관찰

목뼈가 앞쪽으로 굽은 정도(경추전만), 등뼈가 뒤쪽으로 굽은 정도(흉추후만), 허리뼈가 앞쪽으로 굽은 정도(요추전만)를 관찰한다.

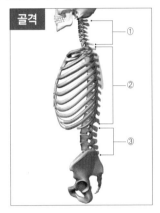

골격

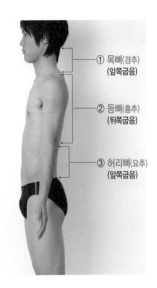

① 목뼈(경추)
(앞쪽굽음)

② 등뼈(흉추)
(뒤쪽굽음)

③ 허리뼈(요추)
(앞쪽굽음)

2. 골반이 기울어진 정도를 관찰

- 골반의 위앞엉덩뼈가시 끝단과 위뒤엉덩뼈가시의 가장 돌출된 부분을 촉진하여, 그 선을 이었을 때와 수평선의 각도로 골반 경사를 확인한다. 정상인 경우 앞쪽으로 10~15° 기울어져 있다(P.145 참조).
- 좌우의 위앞엉덩뼈가시와 두덩결합 앞모서리의 3점을 이었을 때 생기는 삼각형이 수직이 되는 것을 기준으로 잡는다.
- 골반이 이보다 앞쪽으로 기울어지면 전방경사, 뒤쪽으로 기울어지면 후방경사라고 한다.
- 골반이 앞쪽으로 심하게 기울어지면 **허리뼈가 앞쪽으로 심하게 굽는다**(요추전만).

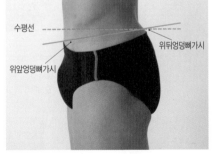

수평선

위뒤엉덩뼈가시

위앞엉덩뼈가시

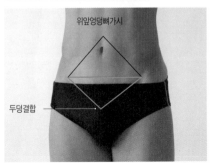

위앞엉덩뼈가시

두덩결합

가슴 · 배 · 등 부위의 근육

몸통 앞쪽에는 가슴 부위의 근육(얕은가슴근육, 깊은가슴근육)과 배 부위의 근육(앞배근육(전복근), 옆배근육(측복근), 뒤배근육(후복근)), 뒤쪽으로는 등 부위의 근육(얕은등근육, 깊은등근육)이 있다.

가슴 · 배 부위의 근육

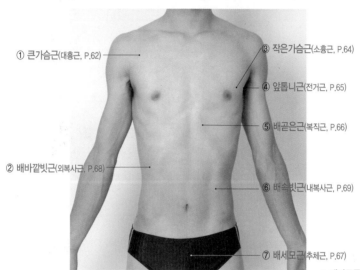

① 큰가슴근(대흉근, P.62)

③ 작은가슴근(소흉근, P.64)

④ 앞톱니근(전거근, P.65)

⑤ 배곧은근(복직근, P.66)

② 배바깥빗근(외복사근, P.68)

⑥ 배속빗근(내복사근, P.69)

⑦ 배세모근(추체근, P.67)

● 배가로근(복횡근, P.70)
● 가로막(횡격막, P.71)

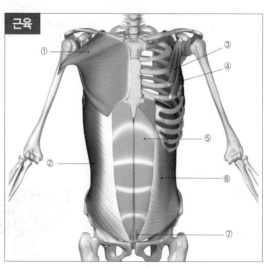

근육

1. 가슴 부위의 근육

가슴 부위의 근육은 위팔의 운동에 관련된 얕은가슴근육(① 큰가슴근(대흉근), ③ 작은가슴근(소흉근), ④ 앞톱
니근(전거근), 빗장밑근(쇄골하근))과 호흡운동에 관련된 깊은가슴근육(심흉근)[바깥갈비사이근(외늑간근), 속갈비
사이근(내늑간근), 맨속갈비사이근(최내늑간근), 갈비밑근(늑하근, P.61), 가슴가로근(흉횡근), 갈비올림근(늑골거근,
P.61)]과 가로막(횡격막)으로 이루어진다.

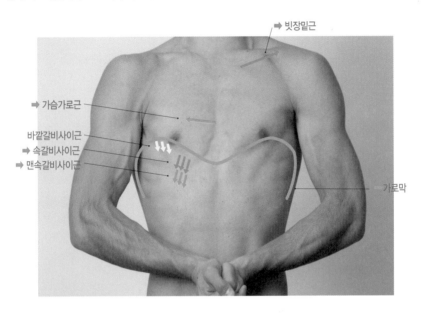

➡ 빗장밑근

➡ 가슴가로근

바깥갈비사이근
➡ 속갈비사이근
➡ 맨속갈비사이근

가로막

2. 배 부위의 근육

배 부위의 근육은 갈비활과 열두째갈비뼈
의 아래모서리와 골반 위모서리 사이에 있
는 근육을 말한다. 복강 앞벽을 만드는 앞배
근육(전복근)(⑤ 배곧은근(복직근), ⑦ 배세모근(
추체근)), 옆벽을 만드는 옆배근육(측복근)(②
배바깥빗근(외복사근), ⑥ 배속빗근(내복사근), 배
가로근(복횡근)), 뒤벽을 만드는 뒤배근육(후
복근(허리네모근(요방형근)))으로 이루어진다.

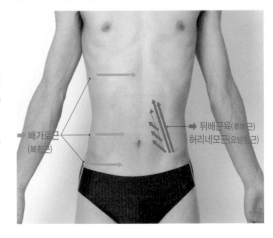

➡ 배가로근
(복횡근)

➡ 뒤배근육(후복근)
허리네모근(요방형근)

등 부위의 근육

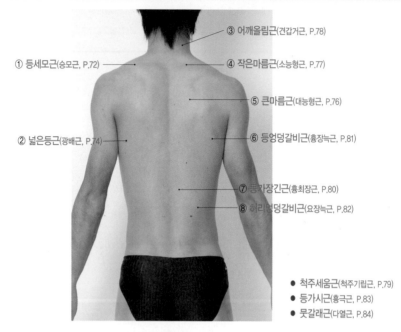

③ 어깨올림근(견갑거근, P.78)

① 등세모근(승모근, P.72)

④ 작은마름근(소능형근, P.77)

⑤ 큰마름근(대능형근, P.76)

② 넓은등근(광배근, P.74)

⑥ 등엉덩갈비근(흉장늑근, P.81)

⑦ 등가장긴근(흉최장근, P.80)

⑧ 허리엉덩갈비근(요장늑근, P.82)

● 척주세움근(척주기립근, P.79)
● 등가시근(흉극근, P.83)
● 뭇갈래근(다열근, P.84)

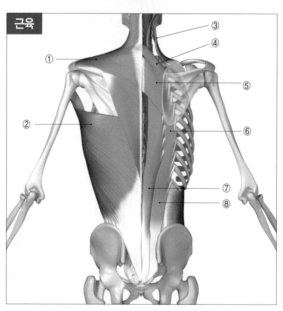

근육

3. 등 부위의 근육

얕은등근육 ① 등세모근(승모근, P.72), ② 넓은등근(광배근, P.74), ③ 어깨올림근(견갑거근, P.78), ④ 작은마름근(소능형근, P.77), ⑤ 큰마름근(대능형근, P.76)과 깊은등근육(위뒤톱니근(상후거근), 아래뒤톱니근(하후거근), 허리엉덩갈비근(요장늑근)·등엉덩갈비근(흉장늑근)·목엉덩갈비근(경장늑근), 등가장긴근(흉최장근)·목가장긴근(경최장근)·머리가장긴근(두최장근), 가시근(극근), 반가시근(반극근), 뭇갈래근(다열근), 돌림근(회전근), 가시사이근(극간근), 가로돌기사이근(횡돌간근), 갈비올림근(늑골거근), 갈비밑근(늑하근))으로 이루어진다. 얕은등근육은 척추뼈의 가시돌기에서 일어나 위팔뼈에 붙어서 위팔 운동에 관여한다. 깊은등근육은 갈비뼈와 척추뼈에 관계하는 고유등근육이다.

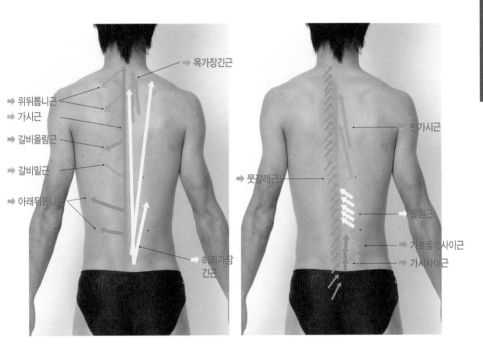

큰가슴근(대흉근)

pectoralis major

가슴우리 윗부분에서 복장뼈 양쪽에 있는 부채꼴 모양의 커다란 근육. 이는곳는 빗장뼈, 복장갈비, 배 부위로 나뉜다. 모두 겨드랑을 향해 뻗어 위팔뼈에 닿는다.

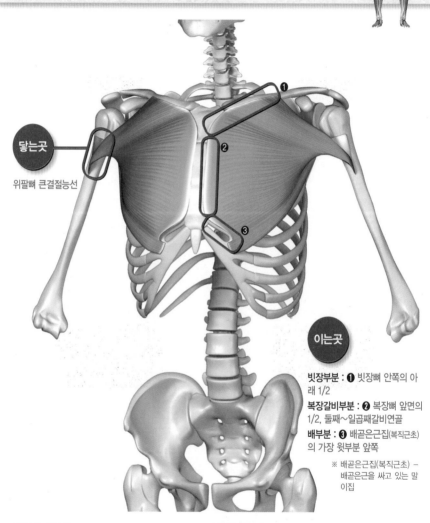

닿는곳

위팔뼈 큰결절능선

이는곳

빗장부분 : ❶ 빗장뼈 안쪽의 아래 1/2
복장갈비부분 : ❷ 복장뼈 앞면의 1/2, 둘째~일곱째갈비연골
배부분 : ❸ 배곧은근집(복직근초)의 가장 윗부분 앞쪽

※ 배곧은근집(복직근초) – 배곧은근을 싸고 있는 말이집

지배신경 가쪽·안쪽가슴근신경 (C5~T1)

작용 어깨관절의 모음(전), 안쪽돌림(내선). 강제 호기 시 갈비뼈를 들어 올리고 가슴 부위를 확대한다. 윗부분은 어깨관절 굽힘(굴곡)과 수평모음을 하게 한다.

1. 근육 수축을 관찰한다

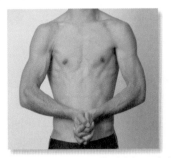

양손을 앞에서 깍지 끼고 두 위팔을 강하게 모으면 빗장부분, 복장갈비부분, 복부가 뚜렷하게 드러난다.

2. 빗장부분의 근육 수축을 촉진한다

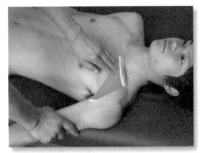

빗장뼈 안쪽의 1/2 이는곳을 확인하고 손가락으로 힘살을 촉진한다. 다른 한 손으로 어깨관절을 가볍게 벌리고 수평 모음 방향으로 가볍게 잡아당기면 수축을 촉진할 수 있다.

3. 복장갈비부분의 근육 수축을 촉진한다

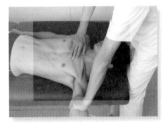

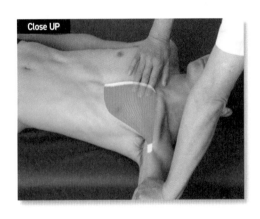

Close UP

복장뼈와 둘째∼일곱째 갈비연골 앞면의 이는곳을 확인하여 손가락으로 힘살을 촉진한다. 다른 한 손으로 어깨관절을 약 100° 벌리고 수평 모음 방향으로 가볍게 잡아당기면 근육의 수축을 촉진할 수 있다.

4. 배부분의 근육 수축을 촉진한다

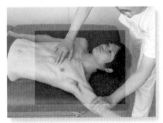

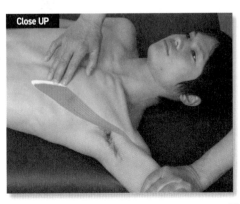

Close UP

갈비활에 손가락을 누르듯이 댄다. 윗부분은 복장갈비부분 섬유로 덮여있고 유두 가쪽의 겨드랑이 사이에서 직접 힘살을 만질 수 있다. 다른 손으로 어깨관절을 약 130° 벌리고 수평 모음 방향으로 가볍게 잡아당기면 근육의 수축을 촉진할 수 있다.

작은가슴근(소흉근)

pectoralis minor

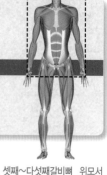

가슴우리에서 큰가슴근 아래쪽면에 있는 좁고 편평한 삼각형 근육이다.
근섬유는 위가쪽을 향해 뻗어 편평한 힘줄이 되어 모인다.

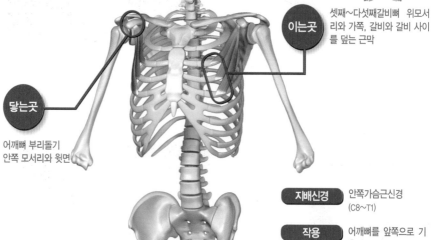

이는곳
셋째~다섯째갈비뼈 위모서리와 가쪽, 갈비와 갈비 사이를 덮는 근막

닿는곳
어깨뼈 부리돌기 안쪽 모서리와 윗면

지배신경
안쪽가슴근신경 (C8~T1)

작용
어깨뼈를 앞쪽으로 기울이고 아래쪽으로 돌린다. 강제 호기 시 갈비뼈를 들어 올리고 가슴우리를 확대한다.

👍 촉진 순서와 포인트 👍

1. 힘살을 촉진한다

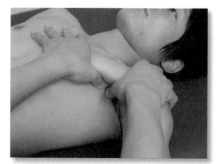

팔꿈치를 구부려 위팔을 몸통 쪽에 올려놓아 큰가슴근을 이완시킨다. 손가락을 큰가슴근 아랫부분과 부리돌기에서 (둘째)셋째~다섯째갈비뼈 앞쪽을 향해 넣으면 힘살을 촉진할 수 있다.

2. 근육 수축을 촉진한다

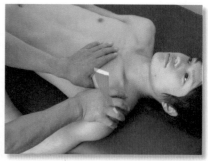

다른 한 손으로 어깨뼈를 벌려서 잡아당기면 근육의 수축을 촉진할 수 있다. 부리돌기의 깊은 부분은 팔신경총·겨드랑동맥·정맥이 있으므로 주의한다.

앞톱니근(전거근)

serratus anterior

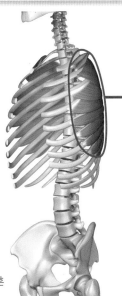

가슴우리 가쪽벽에 있는 톱니모양의 커다란 근육이다. 갈비뼈 가쪽에서 일어나 흉곽을 돌아서 뒤쪽에서 굽어 어깨뼈 아래를 지나 안쪽모서리를 향한다.

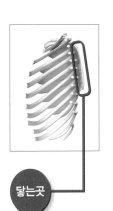

이는곳

이는곳 윗부분 : 첫째~둘째갈비뼈 가쪽면과 위모서리, 바깥갈비사이근의 널힘줄(건막)

중간부분 : 둘째갈비뼈, 바깥갈비사이근의 널힘줄(건막)

아랫부분 : 셋째~여덟째갈비뼈, 바깥갈비사이근의 널힘줄(건막)

닿는곳

어깨뼈의 앞면
윗부분 : 위각 앞면의 삼각형 영역
중간부분 : 안쪽 모서리
아랫부분 : 아래각 앞면의 삼각형 압흔

지배신경 긴가슴신경(C5~7)

작용 어깨뼈를 벌리고 위쪽으로 돌리며 앞쪽으로 내민다.

👍 촉진 순서와 포인트 👍

1. 근육의 힘살을 관찰한다

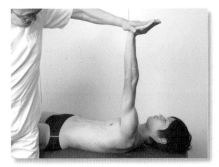

위팔을 앞쪽으로 내미는 동작에 입력을 가하면 가슴우리 가쪽벽에 톱니모양의 힘살을 관찰할 수 있다.

2. 근육 수축을 촉진한다

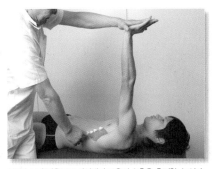

큰가슴근과 넓은등근 사이에서 근육의 수축을 촉진할 수 있다.

배곧은근(복직근)

rectus abdominis

앞배벽의 양쪽에 있는 길고 넓은 근육으로 위에서 아래로 근섬유가 뻗어 있으며, 백색선에 의해 양쪽으로 나뉜다. 근육은 3개 이상의 구획으로 구성된다.

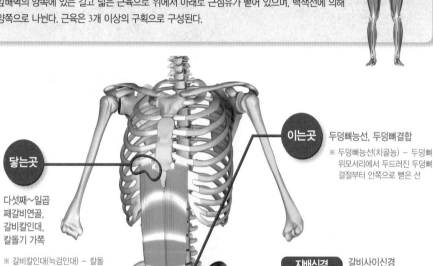

이는곳 두덩뼈능선, 두덩뼈결합

※ 두덩뼈능선(치골능) – 두덩뼈 위모서리에서 두드러진 두덩뼈 결절부터 안쪽으로 뻗은 선

닿는곳

다섯째~일곱째갈비연골, 갈비칼인대, 칼돌기 가쪽

※ 갈비칼인대(늑검인대) – 칼돌기와 일곱째 갈비 연골을 연결하는 인대
※ 갈비사이신경(늑간신경) – 척수신경 가운데 늑골 사이를 지나는 12쌍의 신경. 갈비사이근과 배벽 근육의 움직임을 조절하고, 호흡운동에도 깊이 관여한다.

지배신경 갈비사이신경 (T6~12)

작용 몸통을 굽힘(굴곡), 복강 내압을 올리고, 골반의 앞쪽기울임을 막는다.

👍 촉진 순서와 포인트 👍

1. 갈비연골에서 두덩결절까지 근육 수축을 촉진한다

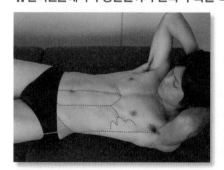 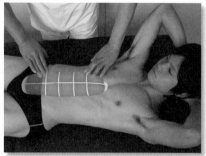

배에 힘을 주면 근육을 관찰할 수 있다(왼쪽 사진). 양손의 손가락으로 가쪽 모서리와 나눔힘줄(건획), 갈비연골 부위에서 두덩결절 위쪽까지 촉진할 수 있다(오른쪽 사진).

배세모근(추체근)

pyramidalis

배곧은근근집에 덮여 있고 배곧은근 아래쪽 앞면에 있다. 두덩뼈에서는 넓게 퍼져 있다가 위로 올라갈수록 좁아진다. 작은 세모 모양의 편평한 근육이다.

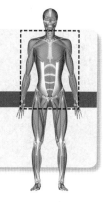

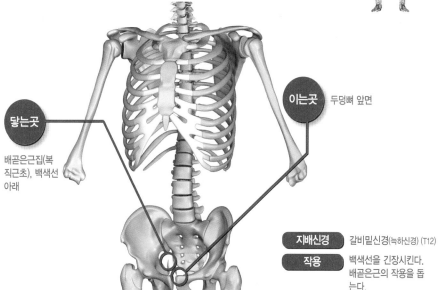

이는곳 두덩뼈 앞면

닿는곳

배곧은근근집(복직근초), 백색선 아래

지배신경 갈비밑신경(늑하신경) (T12)

작용 백색선을 긴장시킨다. 배곧은근의 작용을 돕는다.

👍 촉진 순서와 포인트 👍

1. 몸통을 굽혀서 근육 수축을 촉진한다

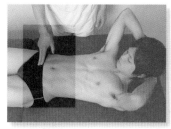

두덩결절의 위쪽 약 3cm 부위를 손가락을 압박해 몸통을 가볍게 굽히면 근육 수축을 촉진할 수 있다.

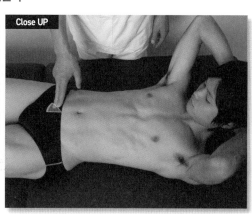

Close UP

배바깥빗근(외복사근)

external oblique

앞배벽의 가쪽 부분을 이루는 세 개의 근육 중 가장 표면 쪽의 근육. 배벽의 앞과 옆을 둘러싼 편평하고 얇은 근육이다. 근세포는 옆벽에 있지만 널힘줄은 배곧은근 앞쪽을 가로로 뻗어 백색선을 만든다.

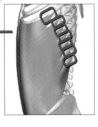

※ 엉덩샅굴서혜신경(장골서혜신경) – 허리신경얼기에서 나오는 가늘고 긴 신경. 음경과 음낭을 지배한다.
※ 엉덩아랫배신경(장골하복신경) – 허리 신경얼기에서 나오는 가늘고 긴 신경. 배의 근육과 하복부의 피부를 지배한다.

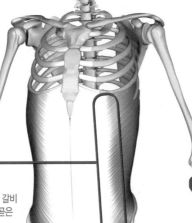

이는곳
다섯째~열두째갈비뼈 가쪽면의 아랫부분

닿는곳

엉덩뼈능선 앞부분 1/2, 갈비칼인대, 샅고랑인대, 배곧은근집 앞면

※ 샅고랑인대(서혜인대) – 배바깥빗근의 널힘줄이 아래쪽에서 위 앞 엉덩뼈가시와 두덩뼈 결절 사이에 붙는 부분이 뒤쪽으로 말려서 두꺼워진 부분. 배와 다리의 경계가 된다.

지배신경
갈비사이신경(T6~12), 엉덩아랫배신경, 엉덩샅굴신경

작용
몸통을 굽히고 가쪽굽힘(측굴)하며 반대쪽으로 돌린다.
골반을 뒤쪽, 옆쪽으로 기울인다.

👍 촉진 순서와 포인트 👍

1. 근육 수축을 관찰한다

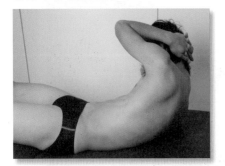

배에 힘을 주고 몸통을 굽히거나 돌리면, 돌리는 쪽의 반대쪽, 배곧은근의 가쪽에 있는 근육을 관찰할 수 있다.

2. 근육 수축을 촉진한다

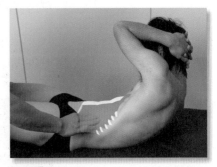

이는곳 부위의 갈비뼈 부근과 엉덩뼈능선의 앞 1/2에서 배바깥빗근의 수축을 촉진할 수 있다.

배속빗근(내복사근)

internal oblique

옆배벽과 앞배벽에서 배바깥빗근 아래에 있으며, 배바깥빗근보다 작고 얇다.
근섬유는 배바깥빗근과 반대로 교차하듯이 뻗어 있다.

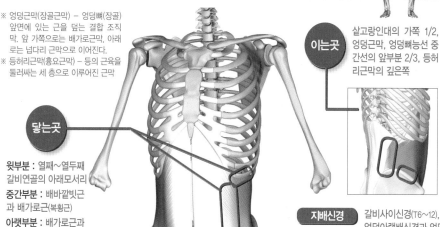

※ 엉덩근막(장골근막) – 엉덩뼈(장골)
앞면에 있는 근을 덮는 결합 조직
막. 앞 가쪽으로는 배가로근막, 아래
로는 넘다리 근막으로 이어진다.
※ 등허리근막(흉요근막) – 등의 근육을
둘러싸는 세 층으로 이루어진 근막

이는곳

샅고랑인대의 가쪽 1/2,
엉덩근막, 엉덩뼈능선 중
간선의 앞부분 2/3, 등허
리근막의 깊은쪽

닿는곳

윗부분: 열째~열두째
갈비연골의 아래모서리
중간부분: 배바깥빗근
과 배가로근(복횡근)
아랫부분: 배가로근과
함께 있는 얇은 널힘줄

지배신경

갈비사이신경(T6~12),
엉덩아랫배신경과 엉덩
샅굴신경 가지

작용

몸통을 굽힘, 가쪽굽
힘, 같은쪽으로 돌린
다. 골반을 옆쪽으로
기울인다.

👍 촉진 순서와 포인트 👍

1. 근육 수축을 윗부분에서 촉진한다

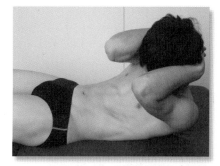

배에 힘을 주고 몸통을 옆쪽으로 굽혀 돌린다. 윗부분은 돌
림과 같은 쪽의 엉덩뼈능선의 앞부분 2/3에서 열째~열두째
갈비뼈의 아래모서리와 갈비연골 사이에서 촉진할 수 있다.

2. 근육 수축을 중간 윗부분에서 촉진한다

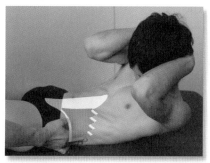

중간 윗부분은 돌림과 같은 쪽의 위앞엉덩뼈가시의 안쪽 윗
부분에 손가락을 대면 근육의 수축을 촉진할 수 있다.

배가로근(복횡근)

transversus abdominis

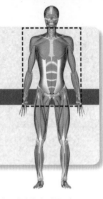

배속빗근에 덮여 가장 깊은 곳에 있다.
근육세포는 옆배 부위에서 널힘줄, 백색선으로 가로로 뻗는다.

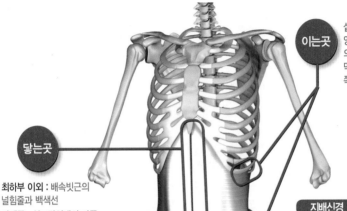

이는곳 샅고랑인대의 가쪽 1/3, 엉덩뼈능선 안쪽모서리의 앞쪽 3/4, 등허리근막, 제7~12 갈비연골 안쪽면

닿는곳

최하부 이외 : 배속빗근의 널힘줄과 백색선
아래쪽 : 샅고랑인대의 가쪽 부분에서 두덩뼈에 달하는 활 모양의 자유선
최하부 : 샅고랑낫힘줄(서혜겸)

※ 샅고랑낫힘줄(서혜겸) – 아래 배벽에서 배속빗근과 배가로근 힘줄이 함께 두덩뼈로 붙는 부분

지배신경 갈비사이신경(T6~12), 엉덩아랫배신경과 엉덩샅굴신경 가지

작용 복강을 평탄하게 하고 복강 내압을 높인다. 강하게 숨을 내쉬는 것을 보조한다.

👍 촉진 순서와 포인트 👍

1. 아랫배 깊은 부위에서 촉진한다

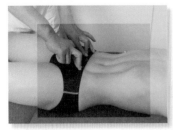

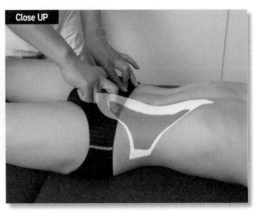

Close UP

위앞엉덩뼈가시의 약 3cm(손가락 두 개 폭) 안쪽에 손가락을 대고 하복부를 누르면 깊은 부위에서 근육의 수축을 촉진할 수 있다.

가로막(횡격막)

diaphragm

가슴안(흉강)과 배안(복강)을 나누는 근육으로 된 막이다. 허리뼈, 갈비뼈, 등뼈 부위에서 일어나
위쪽으로 올라가 중심널힘줄(건중심)에 닿는다.

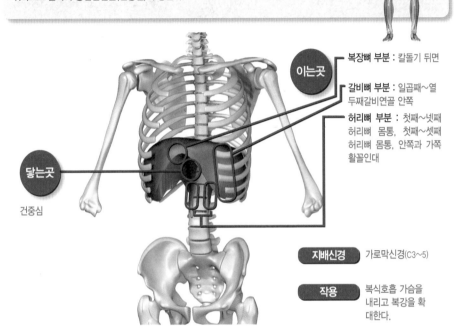

이는곳

복장뼈 부분 : 칼돌기 뒤면

갈비뼈 부분 : 일곱째~열
두째갈비연골 안쪽

허리뼈 부분 : 첫째~넷째
허리뼈 몸통, 첫째~셋째
허리뼈 몸통, 안쪽과 가쪽
활꼴인대

닿는곳

건중심

지배신경 가로막신경(C3~5)

작용 복식호흡 가슴을
내리고 복강을 확
대한다.

👍 촉진 순서와 포인트 👍

1. 복부를 부풀려서 근육 수축을 촉진한다

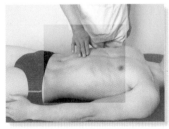

칼돌기 바로 아래에 손을 놓고 복부를 부풀리게
하며 날숨을 쉬면 수축을 촉진할 수 있다.

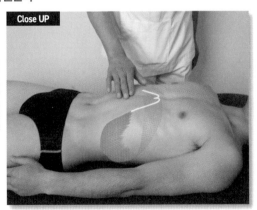

Close UP

등세모근(승모근)

trapezius

목 뒤편에서 몸통 등 부분에 얕게 위치한 삼각형 근육으로, 윗부분, 중간부분, 아랫부분으로 구성된다. 반대쪽 근육과 함께 마름모꼴을 이룬다.

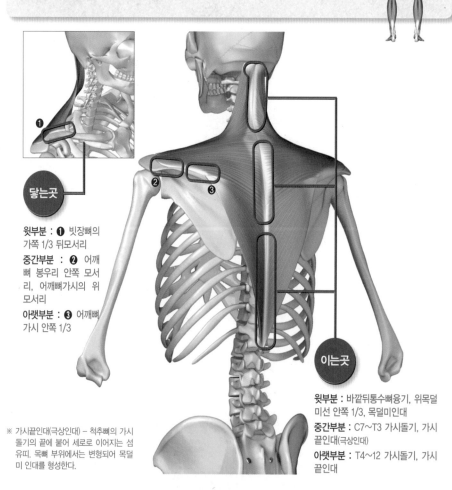

닿는곳

윗부분 : ❶ 빗장뼈의 가쪽 1/3 뒤모서리

중간부분 : ❷ 어깨뼈 봉우리 안쪽 모서리, 어깨뼈가시의 위 모서리

아랫부분 : ❸ 어깨뼈 가시 안쪽 1/3

※ 가시끝인대(극상인대) – 척추뼈의 가시 돌기의 끝에 붙어 세로로 이어지는 섬 유띠. 목뼈 부위에서는 변형되어 목덜 미 인대를 형성한다.

이는곳

윗부분 : 바깥뒤통수뼈융기, 위목덜 미선 안쪽 1/3, 목덜미인대

중간부분 : C7~T3 가시돌기, 가시 끝인대(극상인대)

아랫부분 : T4~12 가시돌기, 가시 끝인대

지배신경 목신경얼기(경신경총 전지, C2~4), 더부신경 가쪽가지

작용

전체 : 어깨뼈를 위쪽으로 돌림, 모음한다.

윗부분 : 어깨뼈를 올림, 한쪽 빗장뼈를 올림, 후퇴, 머리목부위를 편다.

중간부분 : 어깨뼈를 모음, 위쪽으로 돌리는 것을 보조한다.

아랫부분 : 어깨뼈를 내림, 모음, 위쪽 돌림한다.

1. 윗부분의 근육 수축을 관찰한다

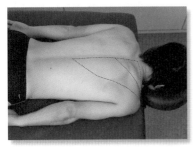

엎드린 자세에서 어깨를 앞쪽으로 오므리고 어깨뼈를
올리면 근육의 수축을 관찰할 수 있다.

2. 윗부분의 근육 수축을 촉진한다

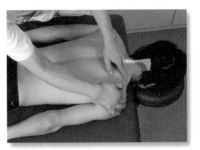

어깨뼈를 올린 상태에서 가볍게 압박을 가하면 빗장부
분에서 목 부분까지 근육의 수축을 촉진할 수 있다.

3. 중간부분의 근육 수축을 관찰한다

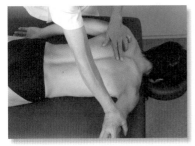

엎드린 자세에서 위팔을 90°로 벌리고 위팔을 수평으
로 둔 상태에서 어깨뼈를 모으면 근육의 수축을 관찰
할 수 있다.

4. 중간부분의 근육 수축을 촉진한다

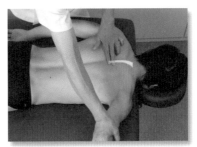

이어서 위팔 먼쪽에 가볍게 압력을 가하며 어깨뼈를 모
으면 어깨뼈 봉우리 안쪽모서리(견봉내측연)와 어깨뼈
가시부터 위쪽등뼈(T1~5) 가시돌기 사이에서 근육의
수축을 촉진할 수 있다.

5. 아랫부분의 근육 수축을 관찰한다

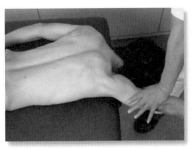

엎드린 상태에서 위팔을 머리위로 약 145° 벌리고 등쪽
으로 올려서 어깨뼈를 안쪽 아래로 잡아당기면 근육의
수축을 관찰할 수 있다.

6. 아랫부분의 근육 수축을 촉진한다

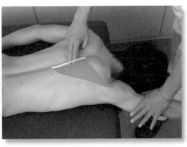

이어서 아래팔 먼쪽에 가볍게 압력을 가하면 어깨뼈가
시와 아래등뼈(T6~12) 가시돌기 사이에서 근육의 수축
을 촉진할 수 있다.

넓은등근(광배근)

latissimus dorsi

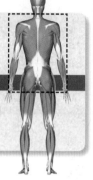

가슴우리 뒷면 아랫부분과 허리뼈 부분의 얕은 층을 덮는 삼각형의 넓고 큰 근육. 윗부분는 거의 수평이고 가장 아랫부분의 섬유는 거의 수직으로 뻗어 있으며 위팔뼈 가까이에 모인다.

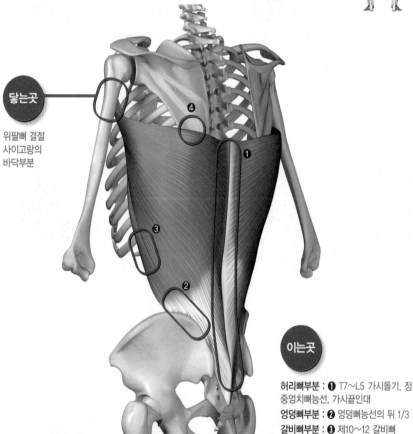

닿는곳

위팔뼈 결절
사이고랑의
바닥부분

이는곳

허리뼈부분 : ❶ T7~L5 가시돌기, 정
중엉치뼈능선, 가시끝인대
엉덩뼈부분 : ❷ 엉덩뼈능선의 뒤 1/3
갈비뼈부분 : ❸ 제10~12 갈비뼈
갈비뼈부분 : ❹ 어깨뼈 아래각(견갑골
하각)

지배신경 가슴등신경(흉배신경,
C6~8)

작용 어깨뼈를 펴고 모으고 안쪽으로 돌리며 팔이음뼈(견갑
대)를 내린다.
팔을 고정시켰을 때 골반을 들어 올리고 앞으로 기울
인다.

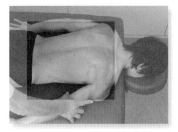

👍 촉진 순서와 포인트 👍

1. 근육 수축을 관찰한다

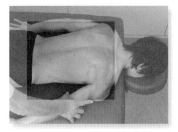

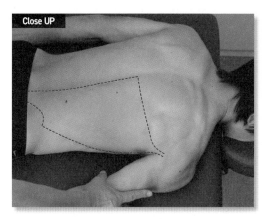

Close UP

엎드린 자세에서 어깨관절을 안쪽으로 돌려 위팔
을 몸쪽으로 놓고, 어깨관절의 폄과 모음에 입력
을 가하면 근육의 수축을 관찰할 수 있다.

2. 허리부분 가쪽 모서리 근처에서 근육 수축을 촉진한다

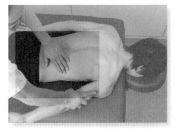

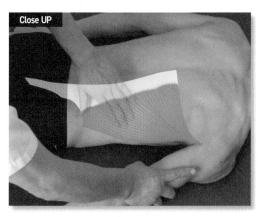

Close UP

같은 방법으로 어깨관절의 폄과 모음에 입력을
가하면 허리부분에서 하부 가슴우리 가쪽에서 근
육의 수축을 촉진할 수 있다.

3. 겨드랑 근처에서 근육 수축을 촉진한다

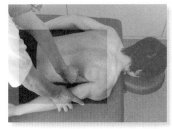

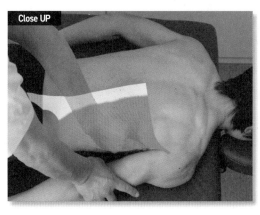

Close UP

같은 자세에서 어깨관절의 폄과 모음에 입력을
가하면 겨드랑 근처에서 근육의 수축을 촉진할
수 있다.

2 몸통(가슴 · 복부)

큰마름근(대능형근)

rhomboid major

등부분 위쪽에 있는 등세모근에 덮인 마름모형 근육으로 작은마름근 아래에 있다.
근섬유는 가시돌기에서 어깨뼈 안쪽모서리를 향해 비스듬하게 내려온다.

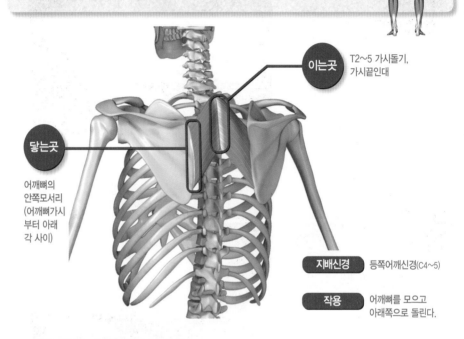

이는곳 T2~5 가시돌기,
가시끝인대

닿는곳

어깨뼈의
안쪽모서리
(어깨뼈가시
부터 아래
각 사이)

지배신경 등쪽어깨신경(C4~5)

작용 어깨뼈를 모으고
아래쪽으로 돌린다.

👍 촉진 순서와 포인트 👍

1. 근육 수축을 관찰하여 촉진한다

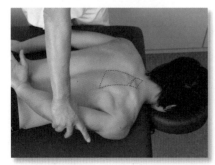
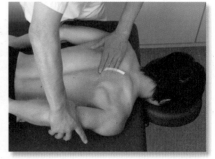

엎드린 자세에서 손을 엉덩이부위에 놓고, 위팔 먼쪽에 가쪽 아래로 압력을 가해, 어깨를 치료대에서 약간 띄우면, 근육 수축을
촉진할 수 있다. 닿는곳인 어깨뼈가시 뿌리부분에서 아래각 사이의 안쪽모서리와 이는곳의 T2~5 가시돌기 사이에서 근육 수
축을 촉진할 수 있다.

작은마름근(소능형근)

rhomboid minor

등부분 위쪽에 있는 등세모근에 덮인 마름모형의 작은 근육으로 큰마름근의 바로 위에 있다.
근섬유는 가시돌기에서 어깨뼈가시 뿌리부위를 향해 비스듬하게 내려온다.

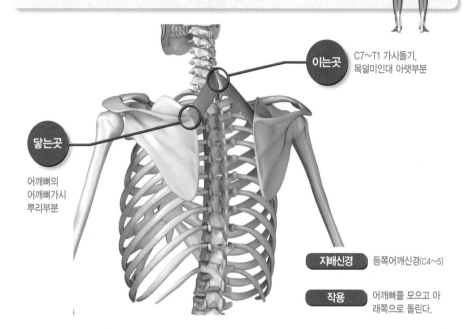

이는곳 C7~T1 가시돌기,
목덜미인대 아랫부분

닿는곳
어깨뼈의
어깨뼈가시
뿌리부분

지배신경 등쪽어깨신경(C4~5)

작용 어깨뼈를 모으고 아
래쪽으로 돌린다.

👍 촉진 순서와 포인트 👍

1. 근육 수축을 관찰하여 촉진한다

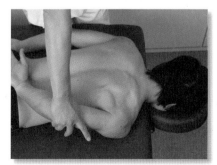 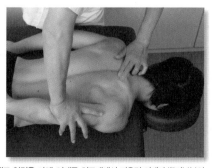

엎드린 자세에서 손을 엉덩이부위에 놓고, 위팔 먼쪽에 가쪽 아래로 압력을 가해, 어깨를 치료대에서 띄우면 어깨뼈 뿌리부분의
척추모서리(왼쪽 사진)와 C7과 T1 가시돌기 가쪽(오른쪽 사진)에서 근육 수축을 관찰·촉진할 수 있다.

어깨올림근(견갑거근)

levator scapulae

목 뒤가쪽에 있으며 옆쪽에서 목빗근, 뒤쪽에서 등세모근으로 덮여 있다.
목빗근의 깊은 부분에서 내려온다.

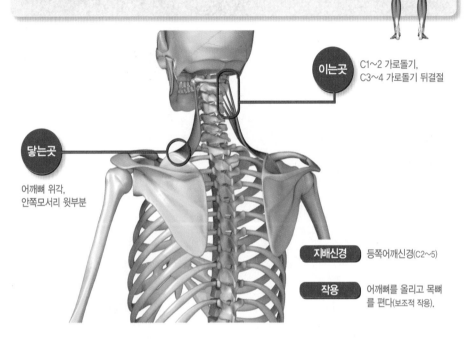

이는곳 C1~2 가로돌기,
C3~4 가로돌기 뒤결절

닿는곳

어깨뼈 위각,
안쪽모서리 윗부분

지배신경 등쪽어깨신경(C2~5)

작용 어깨뼈를 올리고 목뼈
를 편다(보조적 작용).

👍 촉진 순서와 포인트 👍

1. 어깨뼈의 위각 안쪽부터 가로돌기 가쪽에서 근육 수축을 촉진한다

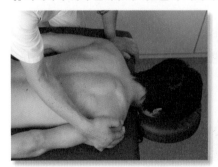
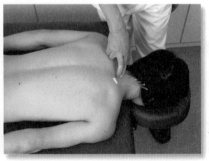

어깨뼈를 올린 상태에서 압력을 가하면 어깨뼈의 위각 안쪽(왼쪽 사진)과 C1~4 가로돌기 뒤결절부위(오른쪽 사진)에서 근육
수축을 촉진할 수 있다. 힘살은 목빗근과 등세모근 윗부분 섬유 사이로 뻗어 있다.

척주세움근(척주기립근)

erector spinae

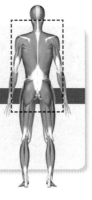

가쪽의 다소 얕은 층을 세로로 뻗어가는 허리엉덩갈비근과 등엉덩갈비근, 안쪽의 다소 얕은 층을 세로로 뻗은 등가장긴근과 목가장긴근, 가장 안쪽에서 깊은 층을 세로로 뻗은 등가시근, 이렇게 3개의 근육으로 형성된다.

2 | 몸통(가슴·복부)

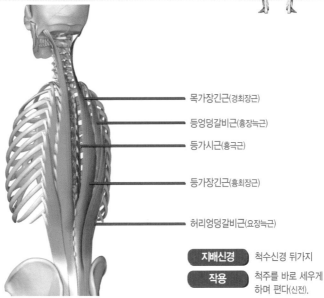

목가장긴근(경최장근)

등엉덩갈비근(흉장늑근)

등가시근(흉극근)

등가장긴근(흉최장근)

허리엉덩갈비근(요장늑근)

지배신경	척수신경 뒤가지
작용	척주를 바로 세우게 하며 편다(신전).

👍 촉진 순서와 포인트 👍

1. 척주세움근의 근육 수축을 관찰한다

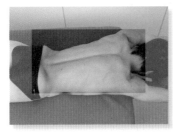

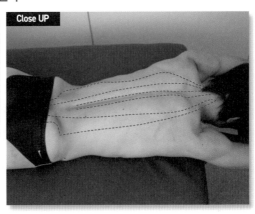

Close UP

엎드린 자세에서 몸통을 펴면 척주 양쪽에서 등세모근과 넓은등근의 깊은 부분에 근육이 팽창해 부풀어 오르는 것을 관찰할 수 있다.

등가장긴근(흉최장근)

longissimus thoracis

척주세움근 중 가장 안쪽의 등가시근과 가쪽의 엉덩갈비근 사이에 있다.
근섬유는 상부 허리뼈 부분까지는 엉덩갈비근의 섬유와 분리되지 않는다.

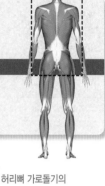

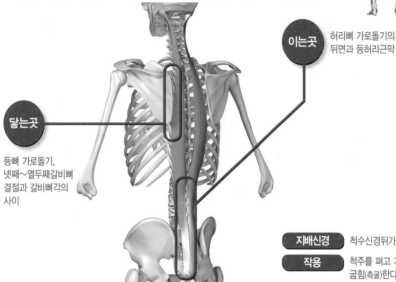

이는곳 허리뼈 가로돌기의
뒤면과 등허리근막

닿는곳

등뼈 가로돌기,
넷째~열두째갈비뼈
결절과 갈비뼈각의
사이

지배신경 척수신경뒤가지

작용 척주를 펴고 가쪽
굽힘(측굴)한다.
갈비뼈를 아래로
내린다(하제).

👍 촉진 순서와 포인트 👍

1. 근육의 부풀어 오르는 모양을 관찰한다

2. 근육의 수축을 촉진한다

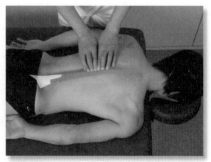

아래뒤톱니근(하후거근), 마름근(능형근), 넓은등근, 등세모근
의 깊은 곳에 있다. 등에 힘을 주었을 때, 척주의 가시돌기 가
쪽에서 척주세움근의 가장 팽창한 부분으로 관찰된다.

몸통을 펴면, 척주세움근 중앙에서 안쪽으로 근육의 수축을
촉진할 수 있다.

※ 아래뒤톱니근(하후거근) – 등의 근육에서, 중간층 근육 가운
데 하나

등엉덩갈비근(흉장늑근)

iliocostalis thoracis

척주세움근의 가장 가쪽에 있는 근육 기둥으로 척주 양쪽의 가쪽에 있는 고랑 부분이다.
아래뒤톱니근, 마름근, 넓은등근, 등세모근에 덮여 있다.

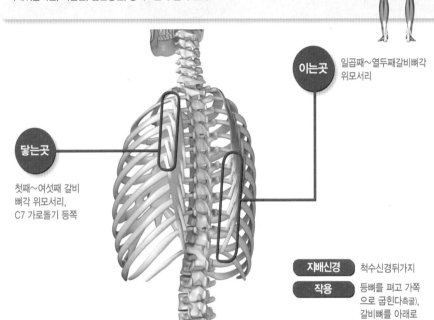

이는곳 일곱째~열두째갈비뼈각
위모서리

닿는곳 첫째~여섯째 갈비
뼈각 위모서리,
C7 가로돌기 등쪽

지배신경 척수신경뒤가지

작용 등뼈를 펴고 가쪽
으로 굽힌다(측굴),
갈비뼈를 아래로
내린다(하제).

👍 촉진 순서와 포인트 👍

1. 근육의 부풀어 오르는 모양을 관찰한다

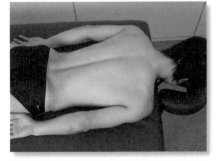

배에 힘을 주었을 때, 등가장긴근의 가쪽에서 C7 가로돌기
등쪽·첫째~여섯째갈비뼈각 위모서리에서 일곱째~열두째
갈비뼈각을 따라 형성되는 융기를 관찰할 수 있다.

2. 근육의 수축을 촉진한다

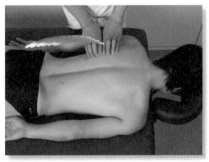

몸통을 펴면, 척주세움근 가쪽에서 근육의 수축을 촉진할
수 있다.

허리엉덩갈비근(요장늑근)

iliocostalis lumborum

등가장긴근 가쪽의 얕은 층에 있으며 표층은 강한 근막을 이룬다.
엉덩뼈능선과 엉치뼈 뒷면에서 위를 향해 뻗다가 갈비뼈각에서 멈춘다.

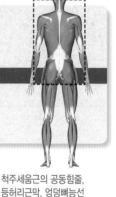

이는곳
척주세움근의 공동힘줄,
등허리근막, 엉덩뼈능선
가쪽, 엉치뼈 뒷면

닿는곳

넷째~열한째갈비뼈각,
열두째갈비뼈각 아래
모서리

지배신경 척수신경뒤가지

작용 척주를 펴고 가쪽
으로 굽힌다(측굴).
갈비뼈를 아래로
내린다(하제).

👍 촉진 순서와 포인트 👍

1. 근육의 부풀어 오르는 모양을 관찰한다

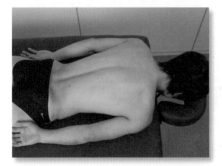

배에 힘을 주었을 때, 등가장긴근의 가쪽에서 엉덩뼈능선에
서 등뼈가로돌기 넷째~열한째갈비뼈각, 열두째갈비뼈각 아
래모서리를 따라 형성되는 융기를 관찰할 수 있다.

2. 근육의 수축을 촉진한다

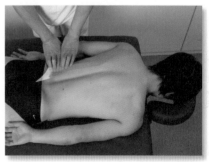

몸통을 펴면, 척주세움근 맨 가쪽에서 근육의 수축을 촉진할
수 있다.

등가시근(흉극근)

spinalis thoracis

척주세움근 중 가장 작고 얇다. 척주의 가장 가까이 있다.
가시근들은 불규칙적으로 형성되어 있으므로 일일이 구분하기 어렵다.

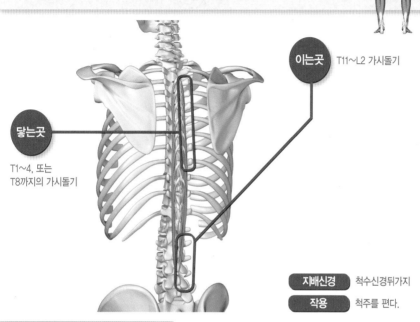

이는곳 T11~L2 가시돌기

닿는곳
T1~4, 또는
T8까지의 가시돌기

지배신경 척수신경뒤가지

작용 척주를 편다.

👍 촉진 순서와 포인트 👍

1. 근육의 부풀어 오르는 모양을 관찰한다

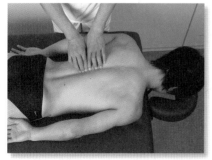

배에 힘을 주었을 때, 척주세움근이 부풀어오르는 가장 안쪽
(가시돌기쪽)을 관찰한다. 제2허리뼈에서 제등뼈부분의 융기
한 곳의 일부를 구성한다.

2. 근육의 수축을 촉진한다

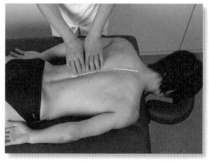

몸통을 펴면, 등뼈에서 위허리뼈 가시돌기의 가쪽에서 근육
의 수축을 촉진할 수 있다.

83

뭇갈래근(다열근)

multifidus

엉치뼈 뒷면, 허리뼈 꼭지돌기, 등뼈 가로돌기, 목뼈 관절돌기에서 일어나, 2~4개 위의 척추뼈가시돌기에서 멈춘다. 허리부분에서 가장 발달해 있다.

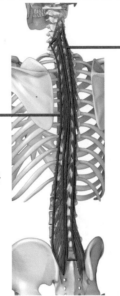

닿는곳

2~4개 위쪽의
척추뼈가시돌기

이는곳

C4~7 목뼈의 관절돌기,
등뼈 전체의 가로돌기, 허리뼈 전체,
엉치뼈 뒷면, 엉덩뼈의 위뒤엉덩뼈가시와
근처 능선부위

지배신경 척수신경뒤가지의
안쪽가지

작용 척주를 펴고 가쪽
으로 굽히며 반대
쪽으로 돌린다.
척추사이관절(추간
관절)을 보호한다.

👍 촉진 순서와 포인트 👍

1. 허리부위에서 근육의 부풀어 오르는 모양을 관찰하여 근육의 수축을 촉진한다

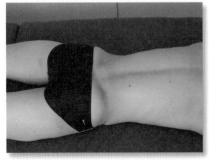

엎드린 자세로 표층의 척주세움근이 수축하지 않도록 다리
를 약간 올린다. 아래쪽 허리뼈, 가시돌기의 바로 가쪽부터
갈비뼈돌기 사이에서 근육의 융기를 관찰할 수 있다.

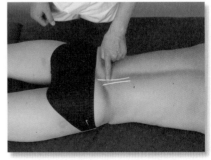

마찬가지로 다리를 약간 올린다. 아랫부분 허리뼈의 갈비뼈
돌기와 가시돌기 사이의 척추뼈고리(추궁)에서 근육의 수축
을 촉진할 수 있다.

팔이음뼈 · 위팔의
관찰과 촉진

앞쪽(배쪽)에서 확인할 수 있는 뼈 지표

좌우의 어깨뼈 봉우리, 빗장뼈와 위팔뼈머리(상완골두)의 위치, 팔의 변형을 확인한다.

팔이음뼈 · 팔 앞쪽에서의 관찰과 촉진

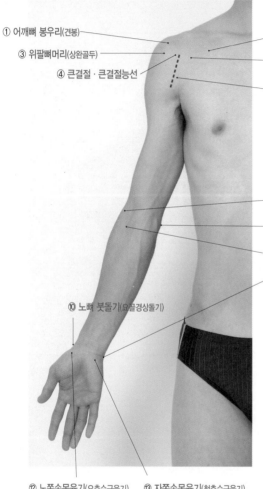

① 어깨뼈 봉우리(견봉)
③ 위팔뼈머리(상완골두)
④ 큰결절 · 큰결절능선
② 부리돌기(오훼돌기)
⑤ 작은결절 · 작은결절능선
⑥ 결절사이고랑
⑦ 위팔뼈 가쪽위관절융기(상완골외측상과)
⑧ 위팔뼈 안쪽위관절융기(상완골내측상과)
⑨ 노뼈머리(요골두)
⑪ 자뼈 붓돌기(척골경상돌기)
⑩ 노뼈 붓돌기(요골경상돌기)
⑫ 노쪽손목융기(요측수근융기)
(손배뼈결절, 큰마름뼈결절)
⑬ 자쪽손목융기(척측수근융기)
(콩알뼈(두상골), 갈고리뼈갈고리(유구골구)

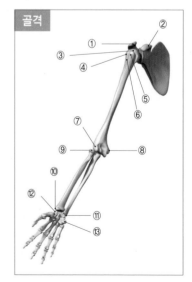

골격

86

1. 팔이음뼈 · 위팔 부위

- 팔꿈치를 90° 굽혀서 어깨관절의 안쪽가선 중간위치를 확인한다.
- 손가락으로 ① 어깨뼈 봉우리를 만지고, 먼쪽으로 이동하면 ③ 위팔뼈머리가 만져진다.
- 손가락을 ① 어깨뼈 봉우리의 바로 아래에서 위팔뼈머리 앞쪽으로 이동시키면 ④ 큰결절(대결절)에 닿는다.
- 큰결절의 안쪽에서 약간 움푹한 곳이 ⑥ 결절사이고랑, 그 안쪽에서 ⑤ 작은결절(소결절)이 만져진다. 작은결절은 위팔을 안쪽돌림하면 사라진다.
- ⑥ 결절사이고랑에 집게 · 가운데 · 반지손가락 끝을 대고 다른 한 손으로 팔꿈치를 굽힌 상태에 압력을 가하면 위팔두갈래근 긴갈래 힘줄(상완이두근장두건)의 긴장이 만져진다.
- ⑤ 작은결절 안쪽은 위팔과 몸통 사이에서 패어있으며 더 안쪽으로 손가락을 이동하면 어깨뼈 아래에서 ② 부리돌기가 만져진다.

2. 위팔 먼쪽 · 팔꿈치 · 아래팔 부위

- 위팔 먼쪽 가족에 ⑦ 위팔뼈 가쪽위관절융기, 안쪽에 ⑧ 위팔뼈 안쪽위관절융기가 만져진다.
- ⑦ 위팔뼈 가쪽위관절융기의 먼쪽, 위팔노근(완요골근)의 깊은 곳에서 ⑨ 노뼈머리(요골두)가 만져진다.

3. 아래팔 먼쪽 · 손목

- 아래팔에서 좀 떨어진 가쪽에서 ⑩ 노뼈 붓돌기(요골경상돌기), 자쪽에서 ⑪ 자뼈 붓돌기(척골경상돌기)가 만져진다.
- 손목관절의 먼쪽에서 ⑫ 노쪽손목융기(요측수근융기)와 ⑬ 자쪽손목융기(척측수근융기)가 만져진다.
- ⑫ 노쪽손목융기 부근은 손배뼈결절(주상골결절), 먼쪽은 큰마름뼈결절(대능형골결절)이다.
- ⑬ 자쪽손목융기(척측수근융기)는 근처에 있는 콩알뼈(두상골)와 거기서 떨어진 연골부조직 깊은 곳에 있는 갈고리뼈갈고리(유구골구)로 형성된다. 콩알뼈와 갈고리뼈갈고리 사이에 자신경(척골신경)이 지나가는 고랑이 있다(기용관(Guyon's canal)).

※ 자뼈(척골)와 노뼈(요골) – 자뼈는 아래팔 안쪽에 있는 긴 관모양의 뼈다. 가느다란 아랫부분의 끝을 자뼈머리(척골두)라고 한다. 자뼈머리의 뒤안쪽에는 붓돌기(척골경상돌기)가 있다. 한편 노뼈는 아래팔 가쪽에 자뼈와 나란히 있다. 노뼈의 위쪽끝을 노뼈머리(요골두)라고 하고 아래쪽끝은 두껍다. 그 아래가쪽끝의 돌출부를 붓돌기(요골경상돌기)라고 한다.
※ 붓돌기(경상돌기) – 뼈에서 붓처럼 뾰족하게 돌출한 부분을 말한다. 관자뼈, 자뼈, 노뼈, 셋째손허리뼈에 존재한다.

뒤쪽(등쪽)에서 확인할 수 있는 뼈 지표

좌우의 어깨뼈 봉우리의 높이를 비교하여 어깨뼈 위치와 팔의 변형을 확인한다.

팔이음뼈 · 팔 뒤쪽에서의 관찰과 촉진

어깨뼈가시
어깨뼈 봉우리(견봉) (견갑극)
위모서리
① 어깨뼈
② 위팔뼈머리(상완골두)
가쪽각
④ 위팔뼈 가쪽위관절융기
(상완골외측상과)
⑥ 노뼈머리(요골두)
위각
안쪽모서리
가쪽모서리
아래각
⑦ 노뼈 붓돌기(요골경상돌기)
③ 위팔뼈 안쪽위관절융기(상완골내측상과)
⑤ 팔꿈치머리(주두)
⑧ 리스터 결절
⑩ 자뼈머리(척골두)
⑫ 반달뼈(월상골)
⑪ 손배뼈(주상골)
⑰ 큰마름뼈
(대능형골)
⑯ 작은마름뼈
(소능형골)
⑨ 자뼈 붓돌기(척골경상돌기)
⑬ 세모뼈(삼각골)
⑭ 갈고리뼈(유구골)
⑮ 알머리뼈(유두골)

골격

88

1. 팔이음뼈 · 위팔 부위

- ① 어깨뼈 봉우리를 촉진해 봉우리를 안쪽으로 더듬어 가면 어깨뼈가시가 만져진다.
- 어깨뼈가시의 가장 안쪽이 어깨뼈가시 바닥부분이며 위쪽의 위각, 아래쪽으로 내려가 아래쪽모서리, 아래각, 가쪽을 위로 더듬어 가면 가쪽모서리를 촉진할 수 있다.
- 어깨뼈 봉우리의 안쪽, 등어깨세모근 윗부분섬유의 깊은 부위에서 가쪽각, 위모서리의 위치가 만져진다.
- 어깨뼈 봉우리 먼쪽에서 ② 위팔뼈머리를 촉진한다.

2. 위팔 먼쪽 · 팔꿈치 · 아래팔 부위

- 위팔 먼쪽에서 ③ 위팔뼈 안쪽위관절융기와 ④ 위팔뼈 가쪽위관절융기를 만질 수 있고 그 사이에서 ⑤ 팔꿈치머리(주두)가 만져진다.
- ④ 위팔뼈 가쪽위관절융기의 먼쪽에서 위팔노근의 깊은 부위에 ⑥ 노뼈머리가 만져진다.

3. 아래팔 먼쪽 · 손목

- 아래팔 먼쪽의 노쪽에서 ⑦ 노뼈 붓돌기, 그 약 1가로손가락 자쪽에서 ⑧ 리스터 결절, 아래팔을 바깥으로 돌린 자세에서 먼쪽 자쪽에 ⑨ 자뼈 붓돌기가 만져진다.
- 아래팔을 안쪽으로 돌리면 ⑨ 자뼈 붓돌기의 노쪽에 ⑩ 자뼈머리가 나타난다.
- 손목 노쪽에서 긴엄지폄근, 짧은엄지폄근, 긴엄지벌림근이 형성하는 삼각형 모양의 패임인 '해부학적 코담배갑'이라는 곳의 깊은 곳에 있는 몸쪽 뼈가 ⑪ 손배뼈이고 먼쪽에 있는 뼈가 ⑰ 큰마름뼈이다.
- ⑪ 손배뼈에서 자쪽으로는 ⑫ 반달뼈, ⑬ 세모뼈가 만져진다.
- ⑰ 큰마름뼈에서 자쪽으로는 ⑯ 작은마름뼈, ⑮ 알머리뼈, ⑭ 갈고리뼈가 만져진다.

옆쪽에서 확인할 수 있는 뼈 지표

어깨뼈 봉우리에서 위팔의 뼈 지표를 주의 깊게 촉진하여 위팔의 변형을 확인한다.

1. 팔이음뼈 · 위팔 부위

- ① **어깨뼈 봉우리**와 ② **위팔뼈머리**의 위치관계에 주의한다. 그리고 먼쪽의 뼈 지표를 순서대로 확인한다.
- ③ **위팔뼈 가쪽위관절융기**를 확인하고 먼쪽으로는 위팔노근의 깊은 곳에 있는 ④ **노뼈머리**가 만져진다. 아래팔을 안쪽 또는 가쪽으로 돌리면 팔의 운동을 촉진할 수 있다.
- ⑤ **노뼈 붓돌기**는 노뼈를 먼쪽으로 더듬어 가면 끝부분에서 만져진다.

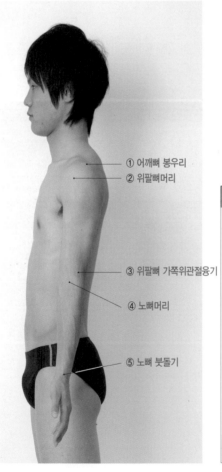

① 어깨뼈 봉우리
② 위팔뼈머리

③ 위팔뼈 가쪽위관절융기

④ 노뼈머리

⑤ 노뼈 붓돌기

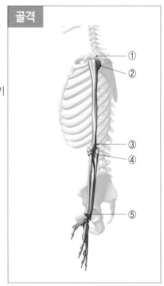

골격

①
②

③
④

⑤

2. 위팔 안쪽에서의 관찰과 촉진

- 위팔뼈의 면쪽에서 ① **위팔뼈 안쪽위관절융기**를 확인한다.
- 자뼈를 면쪽으로 더듬어 가면 아래팔을 안쪽으로 돌린 상태에서 자쪽으로 ③ **자뼈머리**의 융기가 만져진다.
- 자뼈머리 바로 면쪽에 손가락을 대고 아래팔을 바깥으로 돌리면, 자뼈머리가 깊이 들어가고 ② **자뼈 붓돌기**가 명확히 드러난다.

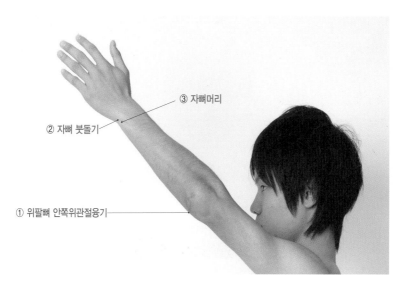

③ 자뼈머리

② 자뼈 붓돌기

① 위팔뼈 안쪽위관절융기

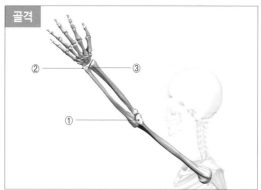

골격

②　③

①

팔이음뼈 · 위팔 근육

어깨뼈근육, 위팔근육, 아래팔근육, 손목근육 부위로 나누어 해설한다.

어깨뼈근육 · 위팔근육 부위

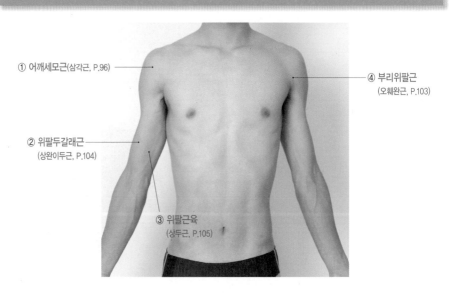

① 어깨세모근(삼각근, P.96)

④ 부리위팔근
(오훼완근, P.103)

② 위팔두갈래근
(상완이두근, P.104)

③ 위팔근육
(상두근, P.105)

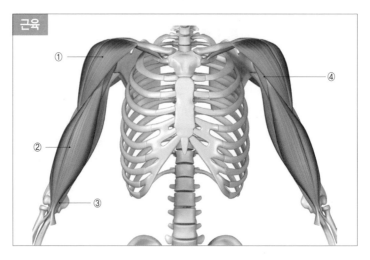

근육

① ② ③ ④

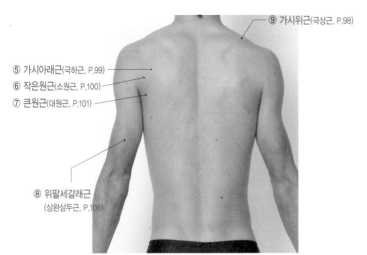

⑨ 가시위근(극상근, P.98)

⑤ 가시아래근(극하근, P.99)
⑥ 작은원근(소원근, P.100)
⑦ 큰원근(대원근, P.101)

⑧ 위팔세갈래근
  (상완삼두근, P.106)

● 어깨밑근(견갑하근, P.102)

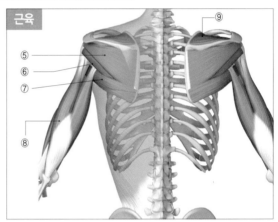

근육

1. 어깨뼈근육

팔에서 일어나 위팔뼈에 닿는 근육으로 위팔을 움직이게 한다. ① 어깨세모근, ⑤ 가시아래근, ⑥ 작은원근, ⑦ 큰원근, ⑨ 가시위근, 어깨밑근으로 형성된다.

2. 위팔근육

일부는 팔띠, 대부분은 위팔뼈에서 일어나 대부분은 아래팔에 닿는다. 아래팔을 움직이게 한다. 굽힘근 (② 위팔두갈래근, ③ 위팔근, ④ 부리위팔근)과 폄근(⑧ 위팔세갈래근, ㉒ 팔꿈치근)으로 나뉜다.

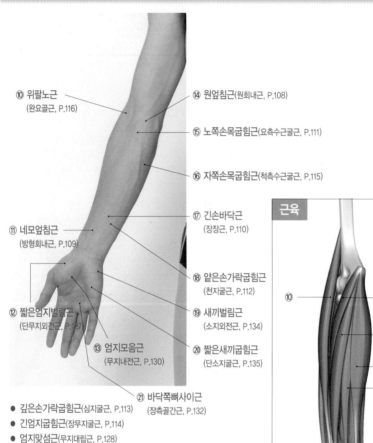

⑩ 위팔노근
(완요골근, P.116)

⑭ 원엎침근(원회내근, P.108)

⑮ 노쪽손목굽힘근(요측수근굴근, P.111)

⑯ 자쪽손목굽힘근(척측수근굴근, P.115)

⑪ 네모엎침근
(방형회내근, P.109)

⑰ 긴손바닥근
(장장근, P.110)

⑱ 얕은손가락굽힘근
(천지굴근, P.112)

⑫ 짧은엄지벌림근
(단무지외전근, P.127)

⑲ 새끼벌림근
(소지외전근, P.134)

⑬ 엄지모음근
(무지내전근, P.130)

⑳ 짧은새끼굽힘근
(단소지굴근, P.135)

㉑ 바닥쪽뼈사이근
(장측골간근, P.132)

- 깊은손가락굽힘근(심지굴근, P.113)
- 긴엄지굽힘근(장무지굴근, P.114)
- 엄지맞섬근(무지대립근, P.128)
- 짧은손바닥근(단장근, P.133)
- 새끼맞섬근(소지대립근, P.136)
- 벌레근(충양근, P.137)

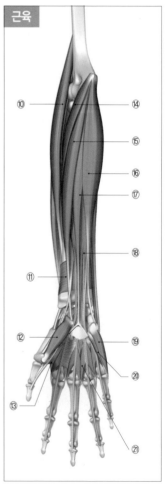

근육

⑩ ⑭ ⑮ ⑯ ⑰ ⑱ ⑪ ⑫ ⑲ ⑳ ⑬ ㉑

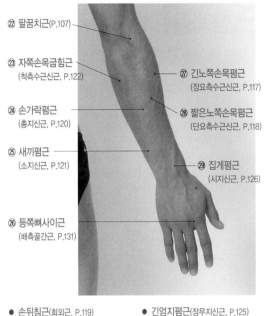

㉒ 팔꿈치근(P.107)

㉓ 자쪽손목굽힘근
(척측수근신근, P.122)

㉔ 손가락폄근
(총지신근, P.120)

㉕ 새끼폄근
(소지신근, P.121)

㉖ 등쪽뼈사이근
(배측골간근, P.131)

㉗ 긴노쪽손목폄근
(장요측수근신근, P.117)

㉘ 짧은노쪽손목폄근
(단요측수근신근, P.118)

㉙ 집게폄근
(시지신근, P.126)

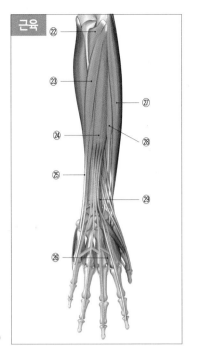

● 손뒤침근(회외근, P.119)
● 긴엄지벌림근(장무지외전근, P.123)
● 짧은엄지폄근(단무지신근, P.124)

● 긴엄지폄근(장무지신근, P.125)
● 짧은엄지굽힘근(단무지굴근, P.129)

3. 아래팔근육

위팔뼈의 먼곳와 아래팔의 뼈에서 일어나, 주로 손목뼈에 닿아서 손목과 손가락을 움직이게 한다. 굽힘근(⑪ 네모엎침근, ⑭ 원엎침근, ⑮ 노쪽손목굽힘근, ⑯ 자쪽손목굽힘근, ⑰ 긴손바닥근, ⑱ 얕은손가락굽힘근, 깊은손가락굽힘근, 긴엄지굽힘근)과 폄근(⑩ 위팔노근, ㉓ 자쪽손목굽힘근, ㉔ 손가락폄근, ㉕ 새끼폄근, ㉗ 긴노쪽손목폄근, ㉘ 짧은노쪽손목폄근, ㉙ 집게폄근, 손뒤침근, 긴엄지벌림근, 짧은엄지폄근, 긴엄지폄근)으로 나뉜다.

4. 손목근육

손바닥부위에 있는 근육으로 주로 손가락의 미묘한 운동에 관여한다. 엄지두덩근(⑫ 짧은엄지벌림근, ⑬ 엄지모음근, 엄지맞섬근, 짧은엄지굽힘근)과 새끼두덩근(⑲ 새끼벌림근, ⑳ 짧은새끼굽힘근, 짧은손바닥근, 새끼맞섬근), 손중앙근육(㉑ 바닥쪽뼈사이근, ㉖ 등쪽뼈사이근, 벌레근)으로 나뉜다.

어깨세모근(삼각근)

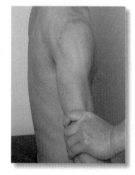

deltoid

어깨뼈 · 어깨뼈 봉우리 · 어깨뼈가시에서 일어나 위팔뼈 가쪽의 세모근거친면에서 닿는 근육이다.
빗장부분, 봉우리부분, 가시부분으로 나뉜다.

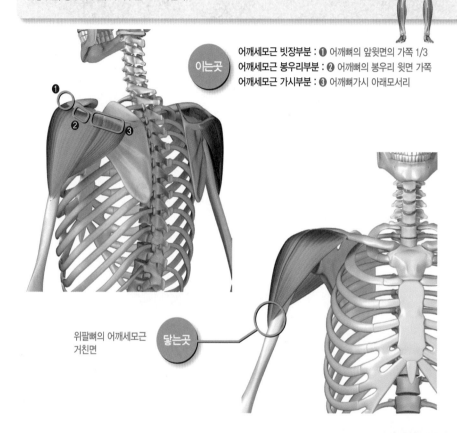

이는곳

어깨세모근 빗장부분 : ❶ 어깨뼈의 앞윗면의 가쪽 1/3
어깨세모근 봉우리부분 : ❷ 어깨뼈의 봉우리 윗면 가쪽
어깨세모근 가시부분 : ❸ 어깨뼈가시 아래모서리

위팔뼈의 어깨세모근
거친면

닿는곳

지배신경 겨드랑신경(C5~6)

작용

전체 : 어깨관절의 벌림(외전)
빗장부분 : 어깨관절을 굽히고(굴곡) 안쪽
으로 돌리고(내선) 벌리며(외전) 수평으
로 굽힌다.
봉우리부분 : 어깨관절의 벌림
가시부분 : 어깨관절을 펴고(신전) 가쪽
으로 돌리고(외선) 벌리며(외전) 수평으
로 편다.

1. 근육의 수축을 관찰한다

위팔을 벌린 자세를 유지한 상태에서
압력을 가하면 근육의 수축을 확인할
수 있다.

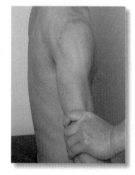

2. 빗장부분의 수축을 촉진한다

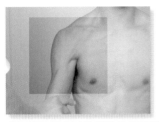

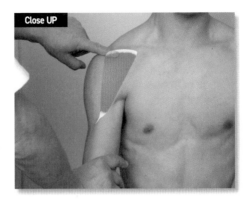

Close UP

어깨관절을 굽히거나 수평 안쪽으로 돌린 자세에서 압력을 가하면 근육의 수축을 관찰할 수 있다(왼쪽 사진). 어깨뼈의 가쪽 1/3 앞모서리에서 윗면에 이르는 이 느곳의 수축을 촉진할 수 있다(오른쪽 사진).

3. 봉우리부분의 수축을 촉진한다

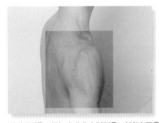

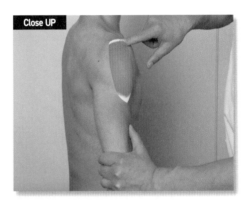

Close UP

어깨관절을 벌린 자세에서 압력을 가하면 근육의 수축을 관찰할 수 있다(왼쪽 사진). 봉우리빗장관절 끝쪽에서 봉우리부위 앞모서리부터 봉우리각 끝쪽에서 근육의 수축을 촉진할 수 있다(오른쪽 사진).

4. 가시부분의 수축을 촉진한다

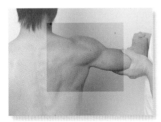

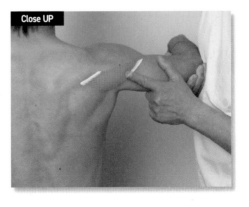

Close UP

어깨관절을 90° 벌린 자세에서 수평으로 벌려 압력을 가하면 근육의 수축을 관찰할 수 있다(왼쪽 사진). 어깨뼈가시 뒤모서리에서 근육의 수축을 촉진할 수 있다(오른쪽 사진).

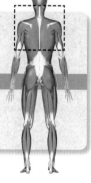

가시위근(극상근)

supraspinatus

가시위오목에서 큰결절 앞쪽에 닿는다. 위팔뼈머리의 안정화와 벌림, 가쪽돌림에 작용한다.
돌림근띠(회전근개)를 구성하는 근육 중 하나로 가장 쉽게 손상된다.

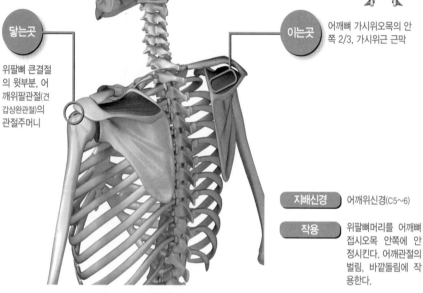

닿는곳

위팔뼈 큰결절
의 윗부분, 어
깨위팔관절(견
갑상완관절)의
관절주머니

이는곳

어깨뼈 가시위오목의 안
쪽 2/3, 가시위근 근막

지배신경 어깨위신경(C5~6)

작용 위팔뼈머리를 어깨뼈
접시오목 안쪽에 안
정시킨다. 어깨관절의
벌림, 바깥돌림에 작
용한다.

🖐 촉진 순서와 포인트 🖐

1. 닿는곳의 위치를 확인한다

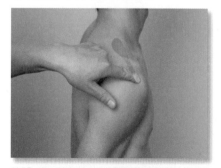

위팔을 펴고 안으로 모으면 큰결절 앞쪽이 어깨뼈 봉우리의
바로 가쪽이 만져져 닿는곳을 확인할 수 있다.

2. 근육 수축을 촉진한다

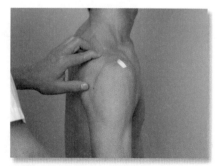

어깨뼈가시의 위쪽에 집게·가운데·반지손가락을 댄다. 등세
모근 윗부분의 근육 힘살을 헤쳐서 가시위오목을 압박하고
다른 한 손으로 위팔을 벌린 상태에서 압력을 가하면 근육
수축을 촉진할 수 있다.

가시아래근(극하근)

infraspinatus

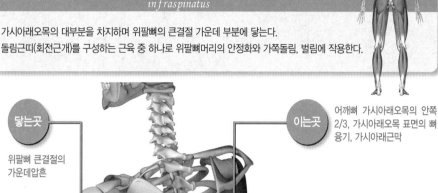

가시아래오목의 대부분을 차지하며 위팔뼈의 큰결절 가운데 부분에 닿는다.
돌림근띠(회전근개)를 구성하는 근육 중 하나로 위팔뼈머리의 안정화와 가쪽돌림, 벌림에 작용한다.

닿는곳

위팔뼈 큰결절의
가운데압흔

이는곳
어깨뼈 가시아래오목의 안쪽
2/3, 가시아래오목 표면의 뼈
융기, 가시아래근막

지배신경 어깨위신경(C5~6)

작용 위팔뼈머리를 어깨뼈 접
시오목 안쪽에 안정시킨
다. 어깨관절의 바깥돌
림에 작용한다.

👍 촉진 순서와 포인트 👍

1. 닿는곳의 위치를 확인한다

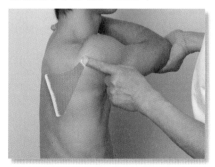

가시아래오목에서 큰결절 위모서리에 넓게 닿으므로 위팔
을 수평으로 모으면 닿는곳을 어깨뼈 봉우리 가쪽에서 만
질 수 있다.

2. 근육 수축을 촉진한다

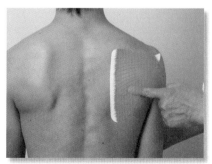

손가락을 가시아래오목에 대고 가볍게 압박해 근육이 주행
하는 방향에 직각으로 문지르면 넓은등근 깊은 곳에서 근육
다발이 만져진다. 바깥돌림을 하며 압력을 가하면 근육의 수
축을 촉진할 수 있다.

작은원근(소원근)

teres minor

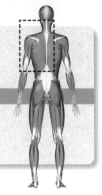

어깨뼈 가쪽모서리의 윗부분에서 가쪽 위로 긴 원뿔모양으로 뻗은 근육이다.
큰결절 맨 아랫부분에서 멈추며 돌림근띠(회전근개)를 구성한다.

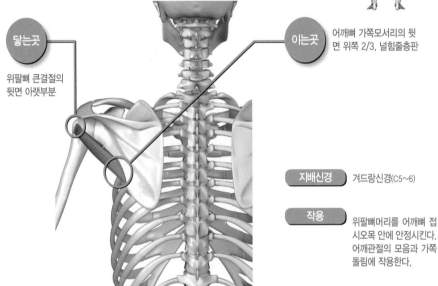

닿는곳

위팔뼈 큰결절의
뒷면 아랫부분

이는곳

어깨뼈 가쪽모서리의 뒷
면 위쪽 2/3, 널힘줄층판

지배신경 겨드랑신경(C5~6)

작용 위팔뼈머리를 어깨뼈 접
시오목 안에 안정시킨다.
어깨관절의 모음과 가쪽
돌림에 작용한다.

👍 촉진 순서와 포인트 👍

1. 닿는곳의 위치를 확인한다

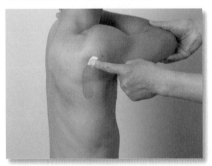

가시아래근과 마찬가지로 위팔을 수평으로 모으고 손가락
으로 압박한다. 어깨뼈의 가쪽모서리 위쪽 2/3에서 큰결절
뒷부분에 닿는 작은원근이 닿는곳이다.

2. 근육 수축을 촉진한다

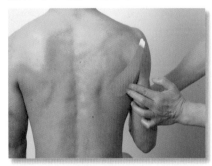

이는곳부터 닿는곳의 큰결절 뒷부분까지의 근육다발과 힘줄
을 확인한다. 가쪽돌림에 압력을 가하면 근육의 수축을 촉진
할 수 있다.

큰원근(대원근)

teres major

어깨뼈 아래각에서 앞가쪽 방향을 향하는 긴 원통형 근육이다.
넓은등근의 힘줄 뒤편에 힘줄이 있으며 양쪽은 짧은 거리이지만 합쳐져 있다.

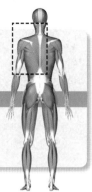

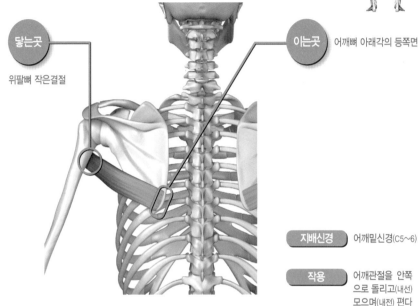

닿는곳

위팔뼈 작은결절

이는곳 어깨뼈 아래각의 등쪽면

지배신경 어깨밑신경(C5~6)

작용 어깨관절을 안쪽으로 돌리고(내선) 모으며(내전) 편다 (신전).

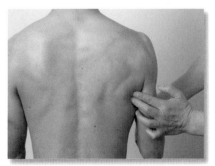

👍 촉진 순서와 포인트 👍

1. 근육의 위치를 확인한다

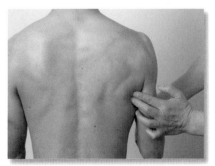

어깨뼈아래각에서 시작해 어깨뼈 가쪽부위, 어깨세모근 뒷부분 섬유 아래를 지나 작은결절능선에 닿는 큰원근의 위치를 확인한다.

2. 근육 수축을 촉진한다

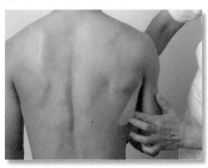

힘살을 손가락으로 압박해 어깨관절을 안쪽으로 돌렸을 때(내선) 압력을 가하면 근육 수축을 촉진할 수 있다.

3 팔이음뼈·위팔

어깨밑근(견갑하근)

subscapularis

어깨갈비뼈면(어깨뼈 밑 오목한 곳)에 있는 평편한 삼각형 근육으로 돌림근띠(회전근개)를 구성하는 근육 중 하나다. 위팔뼈머리를 안정시키고 안쪽으로 돌리게 작용한다.

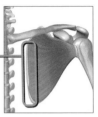

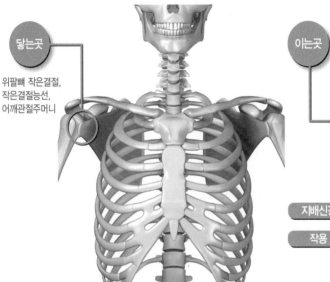

닿는곳

위팔뼈 작은결절,
작은결절능선,
어깨관절주머니

이는곳

어깨뼈밑오목 안쪽 2/3,
어깨뼈 가쪽모서리에 있는
고랑의 밑 2/3

지배신경 어깨밑신경(C5~6)

작용 어깨관절을 안쪽으로
돌리고(내선) 위팔뼈머
리를 어깨관절 안에
안정시킨다.

👍 촉진 순서와 포인트 👍

1. 닿는곳의 위치를 확인한다

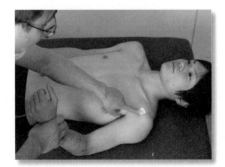

어깨뼈밑오목에서 출발해 작은결절에 닿는 근육의 위치를
확인한다. 닿는곳은 작은결절을 촉진하면 확인할 수 있다.

2. 근육 수축을 촉진한다

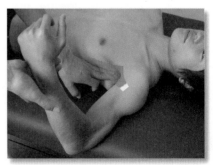

위팔을 벌려 겨드랑뒤벽 앞쪽에서 손가락을 가슴우리와 어
깨뼈밑오목 사이에 넣어 압박하면 힘살이 만져진다. 어깨관
절을 안쪽으로 모아 압박을 가하면 근육 수축을 촉진할 수
있다.

부리위팔근(오훼완근)

coracobrachialis

어깨뼈의 부리돌기에서 일어나 위팔뼈의 중간 안쪽에 붙는 원통형의 짧은 근육으로, 근육 피부
신경이 부리위팔근을 뚫고 지나간다.

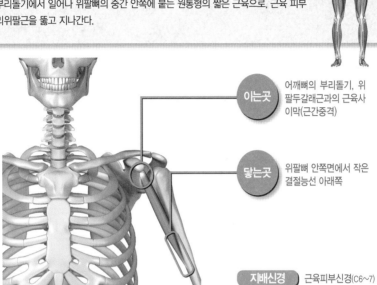

이는곳 어깨뼈의 부리돌기, 위
팔두갈래근과의 근육사
이막(근간중격)

닿는곳 위팔뼈 안쪽면에서 작은
결절능선 아래쪽

지배신경 근육피부신경(C6~7)

작용 어깨뼈를 굽히고 모
음 수평방향으로 모
은다.

촉진 순서와 포인트

1. 압력을 가해 근육 수축을 확인한다

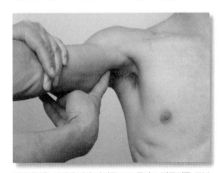

어깨관절을 가볍게 벌려 바깥쪽으로 돌리고 팔꿈치를 구부
린 상태에서 어깨관절 안쪽에 압력을 가하면, 피하지방이 적
은 경우 위팔두갈래근 짧은갈래의 안쪽에서 근육 수축을 관
찰할 수 있다.

2. 근육 수축을 촉진한다

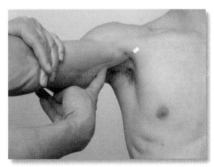

어깨관절을 안쪽으로 돌린 상태에서 그 부위를 손가락으로
압박하면 근육 수축을 촉진할 수 있다.

위팔두갈래근(상완이두근)

biceps brachii

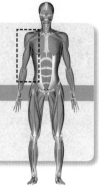

아래팔을 굽히는 대표적인 근육으로, 위팔 앞면의 전체 얕은 층에 있으며 알통을 만든다.

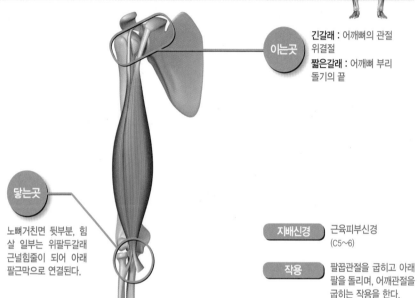

이는곳

긴갈래 : 어깨뼈의 관절
위결절
짧은갈래 : 어깨뼈 부리
돌기의 끝

닿는곳

노뼈거친면 뒷부분, 힘
살 일부는 위팔두갈래
근널힘줄이 되어 아래
팔근막으로 연결된다.

지배신경   근육피부신경
(C5~6)

작용   팔꿉관절을 굽히고 아래
팔을 돌리며, 어깨관절을
굽히는 작용을 한다.

👍 촉진 순서와 포인트 👍

1. 긴갈래의 수축과 힘살을 촉진한다

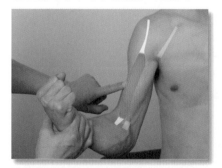

팔꿈치를 굽히면 힘살의 융기를 확인할 수 있다. 위팔 가쪽
에서 긴갈래가 수축하는 것을 결절사이고랑에서 촉진할 수
있다.

2. 짧은갈래의 수축과 힘살을 촉진한다

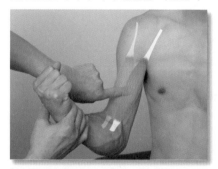

위팔 안쪽에서 짧은갈래가 수축하는 것을 부리돌기의 먼쪽
에서 촉진할 수 있다.

위팔근(상완근)

brachialis

위팔두갈래근널힘줄의 깊은 부분에 존재하는 팔꿈치 굽힘근이다. 팔꿈치를 굽힌 상태에서 압력을 가하면, 위팔 면쪽에서 위팔두갈래근널힘줄의 가쪽과 안쪽에서 힘살을 관찰 · 촉진할 수 있다.

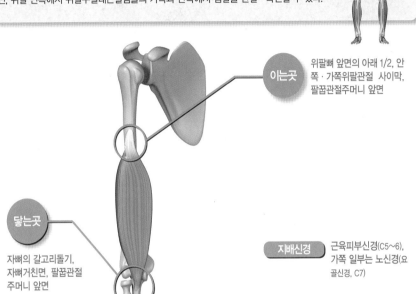

이는곳 — 위팔뼈 앞면의 아래 1/2, 안쪽 · 가쪽위팔관절 사이막, 팔꿉관절주머니 앞면

닿는곳 — 자뼈의 갈고리돌기, 자뼈거친면, 팔꿉관절주머니 앞면

지배신경 — 근육피부신경(C5~6), 가쪽 일부는 노신경(요골신경, C7)

작용 — 팔꿉관절을 굽힌다.

👍 촉진 순서와 포인트 👍

1. 근육의 닿는곳을 촉진한다

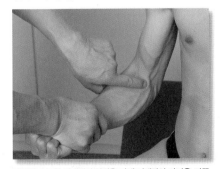

팔꿈치를 굽힌 상태에서 압력을 가해 아래팔의 가까운 자쪽에서 닿는곳을 촉진한다.

2. 근육 수축을 촉진한다

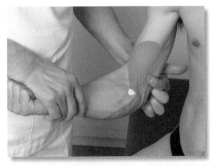

팔꿈치를 굽힌 상태에서 강하게 압력을 가하면 위팔 면쪽에서 위팔두갈래근의 면쪽 양측의 근육이 수축하는 것을 확인할 수 있다. 손가락으로 그 부위를 가볍게 압박하면 근육의 수축을 촉진할 수 있다.

105

위팔세갈래근(상완삼두근)

triceps brachii

위팔 뒤쪽에 위치하며 긴갈래, 가쪽갈래, 안쪽갈래로 이루어진다. 안쪽갈래는 가장 깊은 곳에 있으며 대부분이 긴갈래와 가쪽갈래로 덮여 있다.

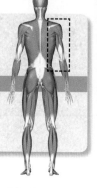

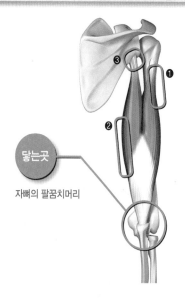

이는곳

가쪽갈래 : ❶ 위팔뼈의 뒤가쪽면(노신경고 랑의 위가쪽), 위팔뼈의 가쪽모서리, 가쪽 위 팔근육사이막

안쪽갈래 : ❷ 위팔뼈의 아래뒤면(노신경고 랑의 아래안쪽), 위팔뼈의 안쪽모서리, 안쪽 위팔근육사이막

긴갈래 : ❸ 어깨뼈의 관절아래결절

닿는곳

자뼈의 팔꿈치머리

지배신경   노신경(C6~8)

작용   팔꿈관절을 편다. 긴갈 래는 어깨관절을 펴고 안쪽으로 돌리는 역할 을 한다.

※ 노신경(요신경)과 자신경(척신경) – 팔 신경얼기의 뒤다발에 서 일어나는 굵은 신경을 노신경이라고 한다. 팔꿈치 부위에 서 깊고 얕은 두 개의 가지로 나뉜다. 위팔과 아래팔의 뒤쪽에 있는 모든 근육에 분포하고 주로 팔 뒷면의 피부에 분포한다. 자신경은 팔 신경얼기의 안쪽다발에서 일어나 아래팔의 새 끼손가락 쪽으로 달리는 신경이다. 아래팔과 손바닥의 일부 근육과 손바닥의 새끼손가락 쪽 피부에 분포한다.

👍 촉진 순서와 포인트 👍

1. 근육의 수축을 관찰·촉진한다

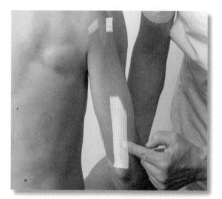

긴갈래와 가쪽갈래에 힘을 주어 팔꿈치를 펴면 쉽게 관찰· 촉진할 수 있다.

2. 안쪽갈래의 수축을 촉진한다

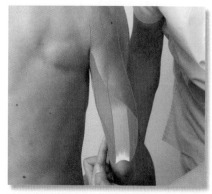

안쪽갈래는 팔꿈치를 펴고 압력을 가했을 때 위팔뼈의 먼쪽, 긴갈래근막의 안쪽아래에서 만져진다.

팔꿈치근(주근)

anconeus

위팔뼈 가쪽위관절융기의 뒷면에서 팔꿈치의 자쪽면에 퍼지는 작은 부채꼴 근육이다.
위팔세갈래근 안쪽갈래에서 이어져 있다.

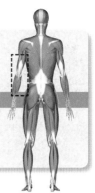

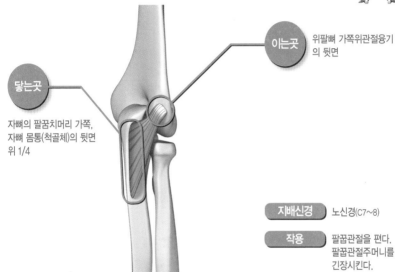

이는곳 위팔뼈 가쪽위관절융기의 뒷면

닿는곳 자뼈의 팔꿈치머리 가쪽, 자뼈 몸통(척골체)의 뒷면 위 1/4

지배신경 노신경(C7~8)

작용 팔꿉관절을 편다.
팔꿉관절주머니를 긴장시킨다.

👍 촉진 순서와 포인트 👍

1. 팔꿈치를 편 상태에 압력을 가해 근육의 수축을 촉진한다

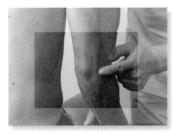

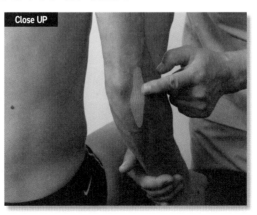

Close UP

팔꿈치를 가볍게 구부린 상태에서 팔꿈치를 펴며
압력을 가하면, 위팔뼈 가쪽위관절융기의 뒷면과
자뼈의 노측면 근처 1/4부위에 근육의 수축을 촉
진할 수 있다.

원엎침근(원회내근)

pronator teres

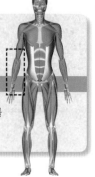

아래팔 몸쪽에 있는 작은 근육으로 위팔갈래와 자갈래로 이루어진다. 위팔갈래와 자갈래 사이를 정중신경이 지나간다.

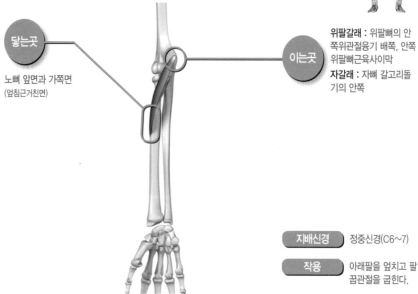

닿는곳

노뼈 앞면과 가쪽면
(엎침근거친면)

이는곳

위팔갈래 : 위팔뼈의 안쪽위관절융기 배쪽, 안쪽 위팔뼈근육사이막
자갈래 : 자뼈 갈고리돌기의 안쪽

지배신경 정중신경(C6~7)

작용 아래팔을 엎치고 팔꿉관절을 굽힌다.

👍 촉진 순서와 포인트 👍

1. 아래팔을 엎치고 압력을 가해 근육의 수축을 촉진한다

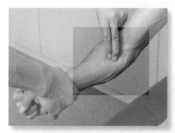

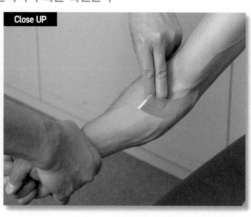

Close UP

관찰하기 어렵다. 손가락을 대고 다른 한 손으로 아래팔을 엎친 상태에서 압력을 가한다. 아래팔 배쪽 몸쪽과 위팔뼈의 안쪽위관절융기부터 위팔 두갈래근이 멈추는 부위의 먼쪽 사이에서 근육의 수축을 촉진할 수 있다.

네모엎침근(방형회내근)

pronator quadratus

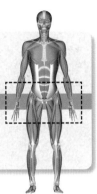

아래팔의 아래부위에서 깊은 부분(제4층)에 있는 편평한 네모꼴 근육으로 자뼈에서 노뼈로 가로로 지나간다.

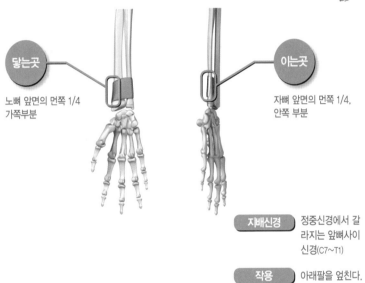

닿는곳

노뼈 앞면의 먼쪽 1/4 가쪽부분

이는곳

자뼈 앞면의 먼쪽 1/4, 안쪽 부분

지배신경 정중신경에서 갈라지는 앞뼈사이 신경(C7~T1)

작용 아래팔을 엎친다.

3

팔이음뼈 · 위팔

👍 촉진 순서와 포인트 👍

1. 아래팔을 엎치고 압력을 가해 근육의 수축을 촉진한다

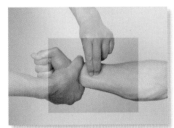

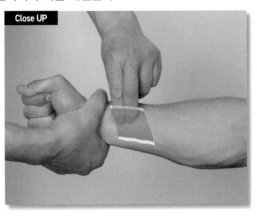

Close UP

주먹을 쥔다. 아래팔 먼쪽 앞면 1/4 부분에서 위팔노근의 자쪽에 손가락으로 깊은 부분을 압박하며 엎치면 근육의 수축을 촉진할 수 있다. 엎친 부분에 압력을 가하면 더 쉽게 촉진할 수 있다.

긴손바닥근(장장근)

palmaris longus

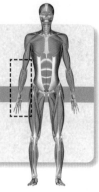

가는 근육으로 위팔뼈 안쪽위관절융기에서 일어나 노쪽손목굽힘근의 자쪽을 지나고 힘줄이
되어 굽힘근지지띠 위를 통과해 손바닥으로 부채살처럼 퍼져 손바닥널힘줄이 된다.

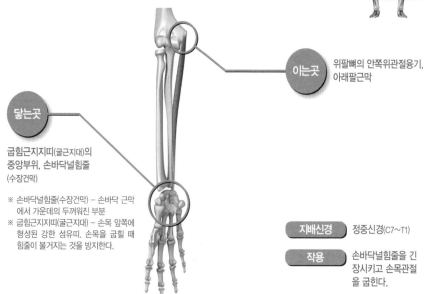

이는곳 위팔뼈의 안쪽위관절융기,
아래팔근막

닿는곳

굽힘근지지띠(굴근지대)의
중앙부위, 손바닥널힘줄
(수장건막)

※ 손바닥널힘줄(수장건막) – 손바닥 근막
   에서 가운데의 두꺼워진 부분
※ 굽힘근지지띠(굴근지대) – 손목 앞쪽에
   형성된 강한 섬유띠. 손목을 굽힐 때
   힘줄이 불거지는 것을 방지한다.

지배신경 정중신경(C7~T1)

작용 손바닥널힘줄을 긴
장시키고 손목관절
을 굽힌다.

👍 촉진 순서와 포인트 👍

1. 힘줄의 융기를 확인한다

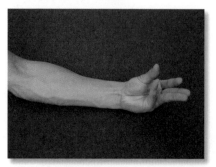

손바닥이 보이게 하고 엄지손가락과 새끼손가락을 맞대며
힘을 주면 아래팔 면쪽에 힘줄이 융기하는 것이 보인다.

2. 힘살의 수축을 촉진한다

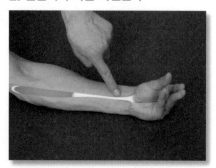

그 상태에서 힘줄을 손가락으로 촉진하여 손목 가까운 쪽으
로 이동하면 힘살의 수축을 촉진할 수 있다.

노쪽손목굽힘근(노측수근굴근)

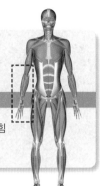

flexor carpi radialis

아래팔의 노쪽에 있는 긴 원통형 근육으로 자쪽에는 긴손바닥근, 깊은곳에는 얕은손가락굽힘근이 지나간다.

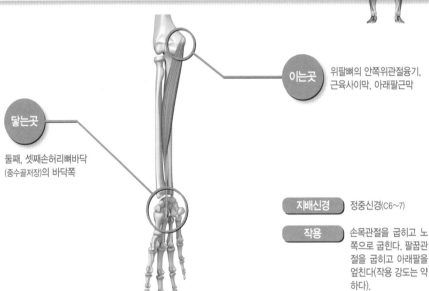

이는곳 위팔뼈의 안쪽위관절융기, 근육사이막, 아래팔근막

닿는곳
둘째, 셋째손허리뼈바닥
(중수골저장)의 바닥쪽

지배신경 정중신경(C6~7)

작용 손목관절을 굽히고 노쪽으로 굽힌다. 팔꿈관절을 굽히고 아래팔을 엎친다(작용 강도는 약하다).

👍 촉진 순서와 포인트 👍

1. 힘줄의 융기를 확인한다

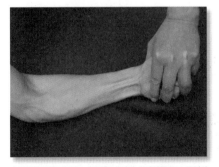

손가락을 강하게 쥐고 손목을 가볍게 손바닥쪽으로 굽히면 아래팔 면쪽, 긴손바닥근의 힘줄(장장근건)이 보인다.

2. 힘줄과 힘살의 수축을 촉진한다

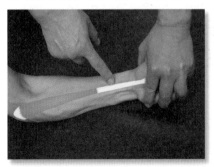

힘줄을 손가락으로 압박해 촉진한다. 아래팔 가까운 쪽으로 위팔뼈 안쪽위관절융기를 향해 가볍게 압박하며 이동하면 힘살의 수축을 촉진할 수 있다.

얕은손가락굽힘근(천지굴근)

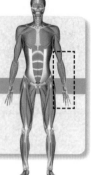

flexor digitorum superficialis

위팔자갈래와 노갈래로 나뉜다. 두 부위가 맞닿아 폭넓은 힘살이 되어 노쪽손목굽힘근과
긴손바닥근의 깊은 층을 내려와 4개의 힘줄로 나뉜다.

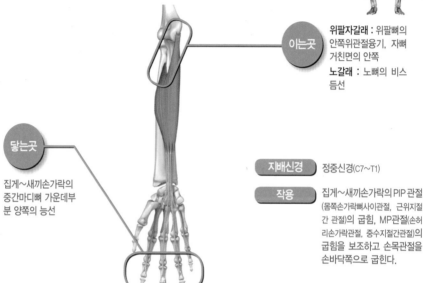

이는곳

위팔자갈래 : 위팔뼈의
안쪽위관절융기, 자뼈
거친면의 안쪽

노갈래 : 노뼈의 비스
듬선

닿는곳

집게~새끼손가락의
중간마디뼈 가운데부
분 양쪽의 능선

지배신경 정중신경(C7~T1)

작용 집게~새끼손가락의 PIP 관절
(몸쪽손가락뼈사이관절, 근위지절
간 관절)의 굽힘, MP관절(손허
리손가락관절, 중수지절간관절)의
굽힘을 보조하고 손목관절을
손바닥쪽으로 굽힌다.

👍 촉진 순서와 포인트 👍

1. 힘줄의 융기를 확인한다

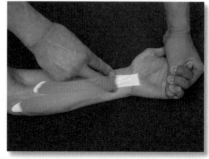

PIP 관절을 굽혔을 때 압력을 가하면 긴손바닥근의 힘줄 자
쪽에서 힘줄의 긴장을 관찰할 수 있다.

2. 힘줄과 힘살의 수축을 촉진한다

긴손바닥근의 힘줄 자쪽 부위를 손가락으로 가볍게 압박하
면 힘줄의 긴장을 촉진할 수 있다. 또한 노쪽손목굽힘근과
위팔노근의 힘줄 사이에서 근육의 수축을 촉진할 수 있다.

깊은손가락굽힘근(심지굴근)

flexor digitorum profundus

얕은손가락굽힘근의 깊은 곳에서 아래팔뼈사이막의 앞면에 위치한다. 4개의 힘살로 나뉘어 먼쪽에서 힘줄로 이행한다.

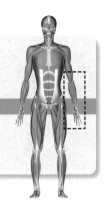

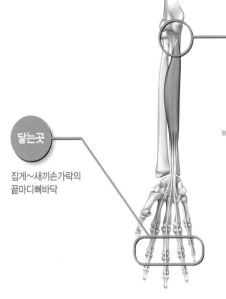

이는곳
자뼈 앞면 2/3, 아래팔뼈사이막(전완골간막)의 자쪽 절반

지배신경
정중신경에서 갈라지는 앞뼈사이신경(전골간신경, C7~T1), 자쪽 일부는 자신경(C7~T1)

※ 앞뼈사이신경(전골간신경) – 아래팔에서 노뼈와 자뼈에 붙은 뼈 사이막의 앞으로 내려가는 신경. 정중신경의 가지이며, 깊은손가락굽힘근의 일부, 긴엄지굽힘근, 네모엎침근, 손목의 관절에 분포한다.

닿는곳
집게~새끼손가락의 끝마디뼈바닥

작용
검지에서 새끼손가락의 DIP 관절(몸쪽 손가락뼈사이관절)을 굽히고, MP 관절 · PIP 관절 굽힘을 보조한다.

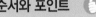

👍 촉진 순서와 포인트 👍

1. 깊은층에서 힘줄의 긴장을 촉진한다

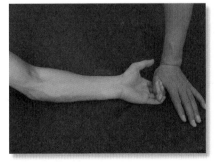

손바닥이나 손가락의 바닥면에 손가락을 대고 가볍게 압박한다. 다른 한 손으로 DIP관절을 굽힌 상태에서 압력을 가하면 힘줄의 긴장을 촉진할 수 있다.

2. 근육 수축을 촉진한다

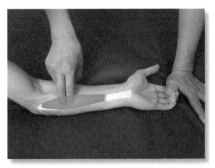

한 손으로 DIP관절을 굽힘자세로 두고 압력을 가한다. 아래팔 몸쪽에서 자쪽손목굽힘근과 자뼈 사이에 다른 한 손의 손가락을 대면 깊은층에서 근육의 수축을 촉진할 수 있다.

3

팔이음뼈 · 위팔

113

긴엄지굽힘근(장무지굴근)

flexor Pollicis Longus

아래팔 깊은층에서 윗부분은 얕은손가락굽힘근의 노갈래에 덮여 있고 노뼈 앞면에서 일어나며, 힘살은 반깃 모양이다. 힘줄은 깊은엄지굽힘근 다발의 가쪽을 따라 내려간다.

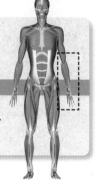

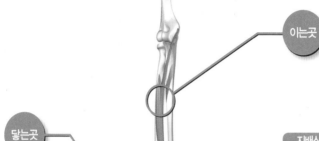

이는곳 노뼈 앞면의 중간부분, 아래팔뼈사이막, 긴엄지 굽힘근 덧갈래(Gantzer 근)는 자뼈의 갈고리돌기 (척골구상돌기), 위팔뼈 안 쪽위관절융기

닿는곳

엄지손가락 끝마디 뼈바닥

지배신경 정중신경에서 갈라지는 앞뼈사이신경(C6~7)

작용 엄지손가락의 IP관절(손 가락뼈사이관절, 지절간관 절)을 굽히고, MP·CM 관절(손목손허리관절, 수근 중수관절)을 굽히는 보조 작용을 한다. 손목관절 을 손바닥쪽으로 굽힌 다(보조 작용).

👍 촉진 순서와 포인트 👍

1. 힘줄의 긴장을 촉진한다

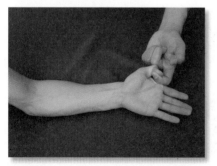

엄지손가락의 MP관절을 편 상태로 유지하고 IP관절을 굽힌 상태에서 압력을 가한다. 다른 한 손의 손가락을 엄지손가 락 끝마디뼈의 바닥쪽에 대면 힘줄의 긴장이 만져진다.

2. 근육 수축을 촉진한다

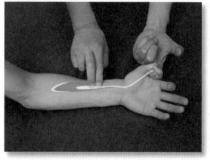

앞팔 먼쪽 3/4 부위에서 노쪽손목굽힘근의 노쪽에 손가락 을 강하게 압박해서 노쪽으로 민다. 마찬가지로 엄지손가락 의 IP관절을 굽힌 상태에서 압력을 가하면 근육의 수축을 촉 진할 수 있다.

자쪽손목굽힘근(척측수근굴근)

flexor carpi ulnaris

아래팔의 굽힘근 중에서 가장 자쪽에 있는 근육으로 위팔갈래와 자갈래로 형성된다.
두 개는 힘줄 아치로 연결되고 그 아래를 자신경이 통과한다.

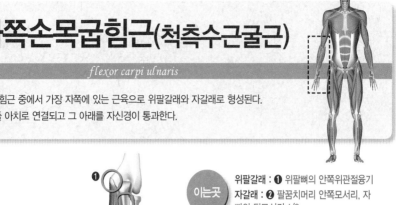

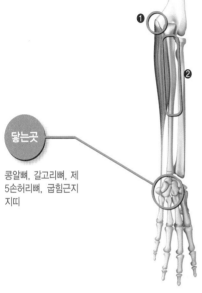

이는곳

위팔갈래 : ❶ 위팔뼈의 안쪽위관절융기
자갈래 : ❷ 팔꿈치머리 안쪽모서리, 자
뼈의 뒤모서리 1/3

닿는곳

콩알뼈, 갈고리뼈, 제
5손허리뼈, 굽힘근지
지띠

지배신경   자신경(C7~T1)

작용   손목관절을 굽히고,
자쪽으로 굽히며 팔
꿈관절을 굽힌다(보
조 작용).

👍 촉진 순서와 포인트 👍

1. 힘줄의 융기를 확인한다

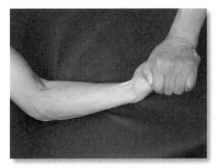

손가락을 강하게 굽혀서 손목을 가볍게 손바닥쪽으로 굽히
거나 자쪽으로 굽히면 아래팔 안쪽의 면쪽에서 가장 자쪽에
융기하는 힘줄을 관찰할 수 있다.

2. 힘살 수축을 촉진한다

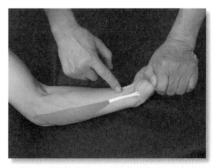

손가락으로 힘줄을 몸쪽으로 더듬어 가면 자뼈 먼쪽 2/3부
터 위팔뼈의 안쪽위관절융기 사이에서 힘살 수축을 촉진할
수 있다.

위팔노근(완요골근)

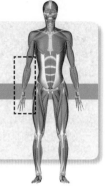

brachioradialis

위팔뼈의 가쪽 융기에서 일어나 아래팔 노쪽을 지나는 근육으로 노쪽의 근육 중 가장 힘살이 불거져 있다. 폄근에 속하지만 팔꿈치를 굽히는 데 작용한다.

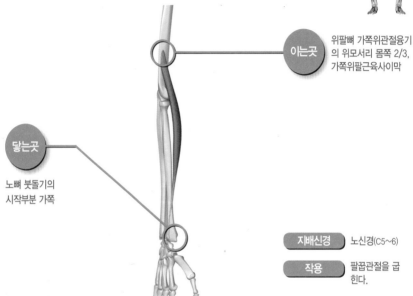

이는곳
위팔뼈 가쪽위관절융기의 위모서리 몸쪽 2/3, 가쪽위팔근육사이막

닿는곳
노뼈 붓돌기의 시작부분 가쪽

지배신경 노신경(C5~6)

작용 팔꿈관절을 굽힌다.

👍 촉진 순서와 포인트 👍

1. 힘살의 융기를 관찰한다

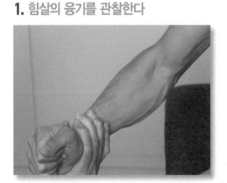

아래팔을 최대 엎침자세와 최대 뒤침자세의 중간자세로 한 상태에서 팔꿈치를 굽히면 위팔노근에서 힘살의 융기를 관찰할 수 있다.

2. 근육 수축을 촉진한다

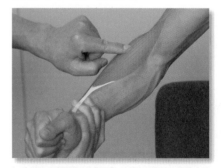

노뼈 붓돌기의 몸쪽에서 힘줄을, 아래팔 몸쪽의 노쪽에서 근육 수축을 촉진할 수 있다.

긴노쪽손목폄근(장요측수근신근)

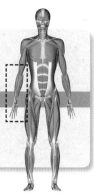

extensor carpi radialis longus

아래팔의 위팔노근 가쪽을 아래로 뻗어간다. 근섬유는 아래팔 중앙에서 편평한 힘줄이 되어 끝나고 이어서 노뼈 가쪽을 따라 내려간다.

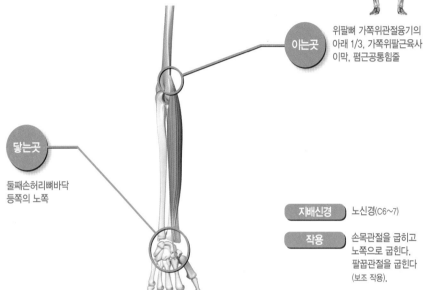

이는곳

위팔뼈 가쪽위관절융기의 아래 1/3, 가쪽위팔근육사이막, 폄근공통힘줄

닿는곳

둘째손허리뼈바닥 등쪽의 노쪽

지배신경 노신경(C6~7)

작용 손목관절을 굽히고 노쪽으로 굽힌다. 팔꿉관절을 굽힌다 (보조 작용).

👍 촉진 순서와 포인트 👍

1. 힘살의 융기를 관찰한다

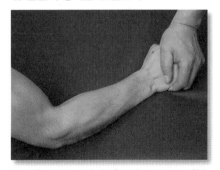

손가락을 강하게 굽혀서 손목을 굽히고 노쪽으로 굽힌다. 아래팔 노쪽모서리에서 위팔노근의 바로 등쪽의 융기로 관찰할 수 있다.

2. 압력을 가해 근육 수축을 촉진한다

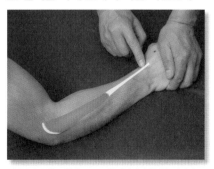

이어서 손목을 굽힘과 노쪽 굽힌 상태에서 압력을 가하면 그 부위에서 수축을 쉽게 촉진할 수 있다.

짧은노쪽손목폄근(단요측수근신근)

extensor carpi radialis brevis

아래팔 몸쪽에서 일부는 긴노쪽손목폄근의 아래를 뻗어간다. 근섬유는 손목관절의
꽤 위쪽에서 편평한 힘줄이 되어 긴노쪽손목폄근과 나란히 내려간다.

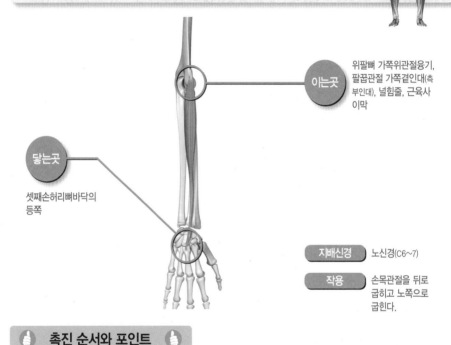

이는곳
위팔뼈 가쪽위관절융기,
팔꿉관절 가쪽곁인대(측
부인대), 널힘줄, 근육사
이막

닿는곳
셋째손허리뼈바닥의
등쪽

지배신경 노신경(C6~7)

작용 손목관절을 뒤로
굽히고 노쪽으로
굽힌다.

👍 촉진 순서와 포인트 👍

1. 힘살의 융기를 관찰한다

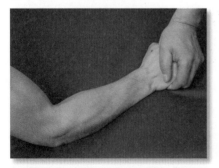

손가락을 꽉 쥐고 손목을 뒤로 굽히고 가볍게 노쪽으로 굽
힌다. 아래팔 노쪽에서 긴노쪽손목폄근의 바로 자쪽의 융기
를 관찰할 수 있다.

2. 압력을 가해 근육 수축을 촉진한다

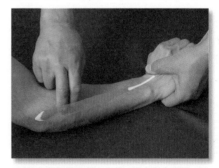

이어서 손목의 뒤쪽 굽힘과 가벼운 자쪽 굽힘에 압력을 가하
면 수축을 쉽게 촉진할 수 있다.

손뒤침근(회외근)

supinator

아래팔 뒤쪽 윗부분 중앙에 위치하는 편평한 근육으로 위팔뼈의 가쪽위관절융기에서
일어나 두 층으로 나뉜다. 두 층 사이로 노신경 깊은가지가 지나간다.

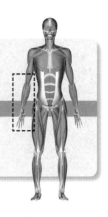

닿는곳
노뼈 몸쪽의 1/3 가쪽
면, 원엎침근 닿는곳
몸쪽의 노뼈 비스듬선

이는곳
위팔뼈 가쪽위관절융기, 팔
꿉관절 가쪽곁인대(측부인대),
널힘줄, 몸쪽노자관절의 노
뼈머리띠인대, 자뼈의 뒤침
근능선(척골회외근능)

※ 몸쪽노자관절(상요척관절) – 노뼈와 자뼈의
위쪽 부분 사이에 형성된 윤활 관절. 노뼈
머리가 자뼈 및 노뼈머리띠인대로 이루어진
고리 속으로 들어가 중쇠 관절을 이룬다.
※ 노뼈머리띠인대(요골인상인대) – 노뼈머리
를 둘러싸는 인대. 원 모양의 약 4/5에 해당
한다.

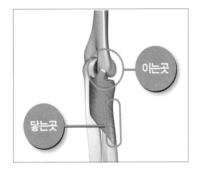

이는곳

닿는곳

지배신경 노신경(C5~7)

작용 아래팔을 뒤친다.

👍 촉진 순서와 포인트 👍

1. 근육의 수축을 촉진한다

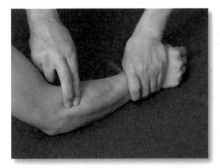

손목·손가락을 중간 자세로 편하게 놓는다. 아래팔을 뒤로
젖히면 노뼈머리 노쪽부터 자뼈(뒤침근능선) 사이에서 근육
의 수축을 촉진할 수 있다.

2. 압력을 가려 근육 수축을 촉진한다

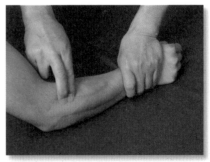

아래팔을 뒤친 상태에서 압력을 가하면 근육의 수축을 좀 더
쉽게 촉진할 수 있다.

손가락폄근(총지신근)

extensor digitorum

아래팔 뒷면 노쪽에 있는 방추형 근육으로 손목관절 몸쪽에서 4개의 힘줄로 나뉜다.
힘줄은 폄근지지띠 아래를 통과해 손등에서 둘째손가락에서 새끼손가락에 붙듯이 뻗는다.

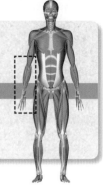

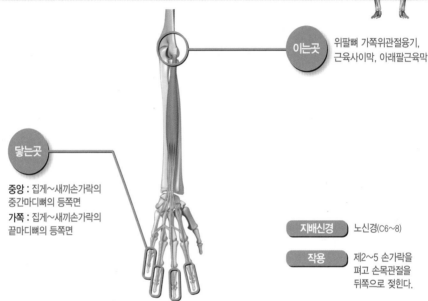

이는곳
위팔뼈 가쪽위관절융기,
근육사이막, 아래팔근육막

닿는곳

중앙 : 집게~새끼손가락의
중간마디뼈의 등쪽면
가쪽 : 집게~새끼손가락의
끝마디뼈의 등쪽면

지배신경 노신경(C6~8)

작용 제2~5 손가락을
펴고 손목관절을
뒤쪽으로 젖힌다.

🤜 촉진 순서와 포인트 🤛

1. 힘줄의 수축을 관찰한다

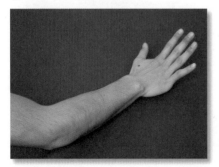

손목을 뒤로 젖히며 펴면 손등의 집게~새끼손가락의 중간
마디뼈 등쪽면에서 힘줄의 융기를 관찰할 수 있다.

2. 근육 수축을 촉진한다

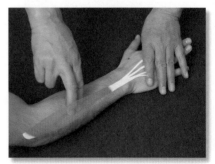

손목을 편 상태에 압력을 가하면서 힘줄을 몸쪽으로 더듬어
가면 짧은노쪽손목폄근의 가쪽에서 근육의 수축을 촉진할
수 있다.

새끼폄근(소지신근)

extensor digiti minimi

손가락폄근의 자쪽을 달린다. 이 근육은 없는 경우도 있는데, 그때는 손가락폄근의 힘줄이
또 다른 힘줄을 내서 기능을 이어받는다.

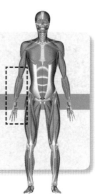

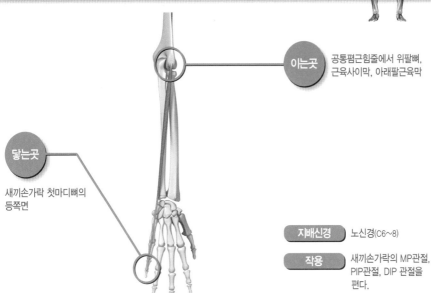

이는곳 공통폄근힘줄에서 위팔뼈,
근육사이막, 아래팔근육막

닿는곳

새끼손가락 첫마디뼈의
등쪽면

지배신경 노신경(C6~8)

작용 새끼손가락의 MP관절,
PIP관절, DIP 관절을
편다.

3 팔이음뼈·위팔

👍 촉진 순서와 포인트 👍

1. 힘줄의 긴장을 촉진한다

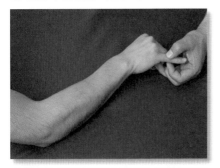

손목을 굽힌 상태에서 새끼손가락만 펴면 손가락폄근의 힘
줄 자쪽에서 그 긴장을 촉진할 수 있다.

2. 근육 수축을 촉진한다

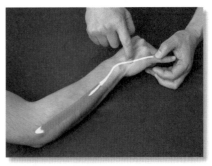

또한 힘줄을 손가락으로 압박하면서 위팔뼈 가쪽위관절융기
를 향해 더듬어 가면 손가락폄근과 자쪽손목폄근 사이에서
근육의 수축을 촉진할 수 있다.

자쪽손목폄근(척측수근신근)

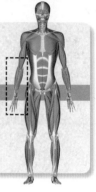

extensor carpi ulnaris

힘살은 아래팔 뒤쪽에서 폄근의 가장 자쪽을 내려온다. 폄근지지띠의 제6관을 지나 손등으로 나와 새끼손가락뼈 바닥을 향한다. 손등 쪽으로 굽힐 뿐 아니라 강하게 자쪽으로도 굽히는 작용을 한다.

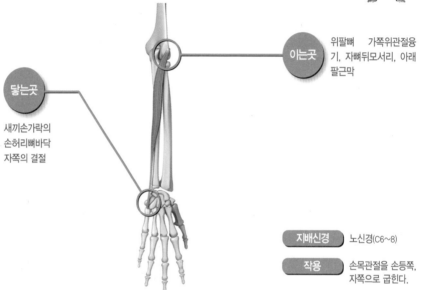

이는곳 위팔뼈 가쪽위관절융기, 자뼈뒤모서리, 아래팔근막

닿는곳 새끼손가락의 손허리뼈바닥 자쪽의 결절

지배신경 노신경(C6~8)

작용 손목관절을 손등쪽, 자쪽으로 굽힌다.

👍 촉진 순서와 포인트 👍

1. 힘줄의 융기를 관찰한다

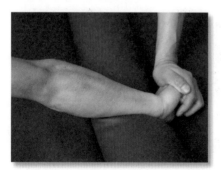

손가락을 굽히고 손목을 손등쪽, 자쪽으로 굽히면 아래팔 뒤쪽의 자쪽에서 힘살의 융기를 관찰할 수 있다.

2. 근육 수축을 촉진한다

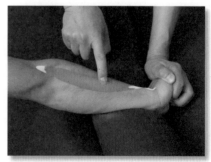

아래팔 뒤쪽 중앙부위, 자뼈 몸통부위의 바로 노쪽에서 근육의 수축을 촉진할 수 있다.

긴엄지벌림근(장무지외전근)

abductor pollicis longus

손뒤침근 바로 아래쪽에 있으며 손뒤침근과 만나기도 한다. 아래 가쪽으로 비스듬히 내려와 손목관절 부위에서 힘줄이 된다.

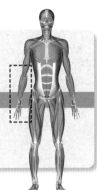

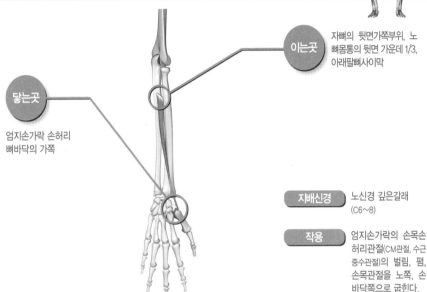

이는곳 자뼈의 뒷면가쪽부위, 노뼈몸통의 뒷면 가운데 1/3, 아래팔뼈사이막

닿는곳 엄지손가락 손허리뼈바닥의 가쪽

지배신경 노신경 깊은갈래 (C6~8)

작용 엄지손가락의 손목손허리관절(CM관절, 수근중수관절)의 벌림, 폄, 손목관절을 노쪽, 손바닥쪽으로 굽힌다.

👍 촉진 순서와 포인트 👍

1. 힘줄의 융기를 관찰한다

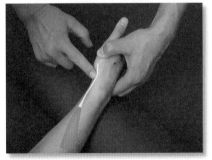

엄지손가락을 펴고 손바닥쪽으로 벌리면 손목 부위의 힘줄에 의해 해부학적 코담배갑이 생긴다. 그 노쪽에서 나란히 뻗은 2개의 힘줄 중 노쪽인 힘줄이다.

2. 근육 수축을 촉진한다

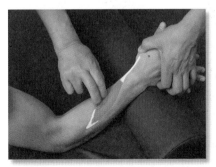

힘줄을 손가락으로 압박하면서 앞팔 몸쪽으로 더듬어 가면 노뼈의 먼쪽 1/4~자뼈 몸쪽 1/4 사이에서 근육의 수축을 촉진할 수 있다.

짧은엄지폄근(단무지신근)

extensor pollicis brevis

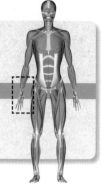

노뼈 뒷면의 자쪽, 긴엄지벌림근의 먼쪽에서 일어나 비스듬히 노쪽 아래로 내려간다.
손목관절 몸쪽에서는 긴노쪽손목폄근과 짧은노쪽손목폄근 위를 비스듬히 지난다.

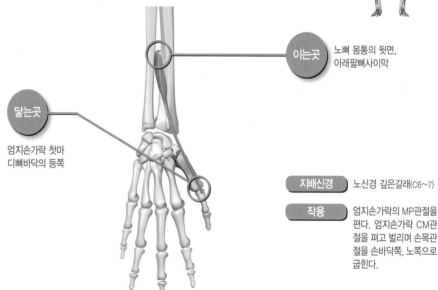

이는곳 노뼈 몸통의 뒷면,
아래팔뼈사이막

닿는곳

엄지손가락 첫마
디뼈바닥의 등쪽

지배신경 노신경 깊은갈래(C6~7)

작용 엄지손가락의 MP관절을
편다. 엄지손가락 CM관
절을 펴고 벌리며 손목관
절을 손바닥쪽, 노쪽으로
굽힌다.

👍 촉진 순서와 포인트 👍

1. 힘줄의 융기를 관찰한다

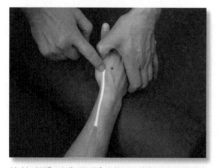

엄지손가락을 펴면(노쪽벌림) 손목부분의 힘줄에 의해 삼각
형으로 오목한 부분이 나타난다. 그 노쪽을 나란히 달리는
2개의 힘줄 중 자쪽 힘줄을 관찰할 수 있다.

2. 근육 수축을 촉진한다

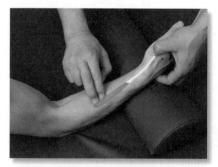

힘줄을 손가락으로 압박하면서 앞팔 몸쪽으로 더듬어 가면
노뼈의 먼쪽 1/4~자뼈 몸쪽 1/4 사이에서 근육의 수축을 촉
진할 수 있다. 바로 옆에 긴엄지벌림근, 자쪽으로는 손가락폄
근이 있으므로 경계를 확인한다.

긴엄지폄근(장무지신근)

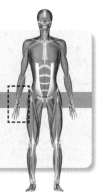

extensor pollicis longus

아래팔뼈사이막의 뒷면에서 힘살은 손가락폄근, 새끼폄근, 자쪽손목폄근에 덮여 있다.
집게폄근의 노쪽에 위치한다.

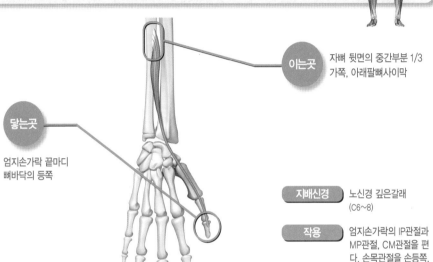

이는곳 자뼈 뒷면의 중간부분 1/3
가쪽, 아래팔뼈사이막

닿는곳
엄지손가락 끝마디
뼈바닥의 등쪽

지배신경 노신경 깊은갈래
(C6~8)

작용 엄지손가락의 IP관절과
MP관절, CM관절을 편
다. 손목관절을 손등쪽,
노쪽으로 굽힌다.

👍 **촉진 순서와 포인트** 👍

1. 힘줄의 융기를 관찰한다

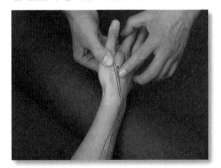

엄지손가락을 펴면(노쪽벌림) 생기는 삼각형으로 오목한 부
분의 가장 자쪽에 있는 힘줄이다. 몸쪽으로 더듬어 가면 노
뼈의 리스터결절이 도르래 역할을 해 방향이 바뀐다.

2. 근육 수축을 촉진한다

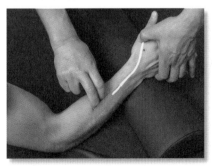

아래팔의 안 1/3에서 자뼈 노쪽을 손가락으로 압박하며 손
가락을 굽히고 손목관절 중간부분에서 엄지손가락만 펴면
깊은 층에서 근육의 수축을 촉진할 수 있다.

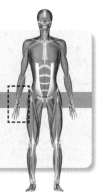

3

팔이음뼈 · 위팔

집게폄근(시지신근)

extensor Indicis

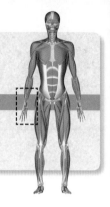

긴엄지폄근의 먼쪽에서 일어나 손목관절을 향한다. 힘살은 손가락폄근, 새끼폄근, 자쪽손목폄근에 덮여 있다.

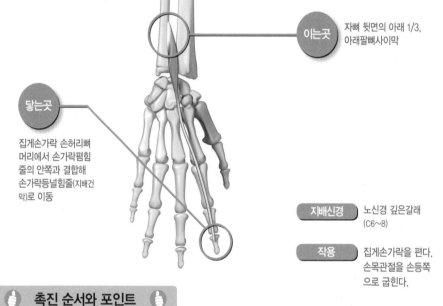

이는곳
자뼈 뒷면의 아래 1/3, 아래팔뼈사이막

닿는곳
집게손가락 손허리뼈 머리에서 손가락폄힘줄의 안쪽과 결합해 손가락등널힘줄(지배건막)로 이동

지배신경
노신경 깊은갈래 (C6~8)

작용
집게손가락을 편다. 손목관절을 손등쪽으로 굽힌다.

👍 촉진 순서와 포인트 👍

1. 힘줄의 융기를 관찰한다

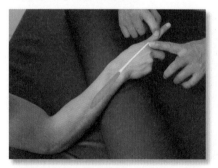

손등에서 집게손가락 부위에 멈추는 두 개의 힘줄 중 자쪽으로 뻗은 힘줄을 관찰한다. 다른 손가락을 굽힌 상태에서 집게만 펴면 힘줄의 긴장을 촉진할 수 있다.

2. 근육 수축을 촉진한다

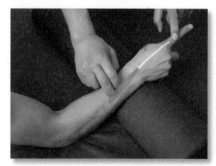

손가락으로 힘줄을 몸쪽으로 따라 자뼈의 먼쪽 1/4에서 자뼈 뒤옆면과 노쪽의 뼈사이막을 가볍게 압박해, 손가락을 구부린 상태에서 집게손가락만 펴면 근육의 수축을 촉진할 수 있다.

126

짧은엄지벌림근(단무지외전근)

abductor pollicis brevis

엄지두덩근(무지구근)의 노쪽에서 가장 먼 곳에 있다. 엄지손가락을 손바닥면에 대해 직각으로 벌리면 힘살의 융기를 관찰할 수 있다.

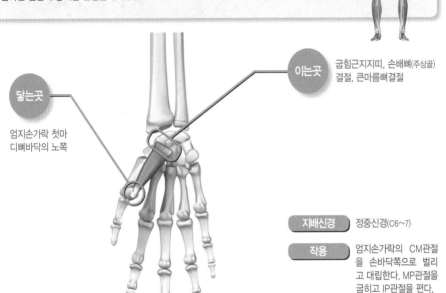

이는곳
굽힘근지지띠, 손배뼈(주상골) 결절, 큰마름뼈결절

닿는곳
엄지손가락 첫마디뼈바닥의 노쪽

지배신경 정중신경(C6~7)

작용 엄지손가락의 CM관절을 손바닥쪽으로 벌리고 대립한다. MP관절을 굽히고 IP관절을 편다.

🖑 촉진 순서와 포인트 🖑

1. 근육의 융기를 관찰한다

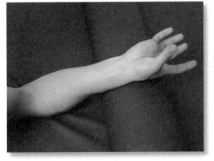

엄지손가락을 손바닥쪽으로 벌리면 엄지두덩의 가장 노쪽에 근육의 융기를 관찰할 수 있다.

2. 근육 수축을 촉진한다

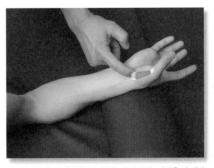

엄지손가락을 손바닥쪽으로 벌릴 때 손가락 밑살을 손배뼈 결절에서 먼쪽에 대면, 엄지두덩의 노쪽에서 근육의 수축을 촉진할 수 있다.

127

엄지맞섬근(무지대립근)

opponens pollicis

짧은엄지벌림근에 덮여 있다. 주로 물건을 잡을 때(CM관절의 벌림과 안쪽돌림이 동시에 일어나는 대립 운동) 작용한다.

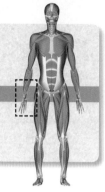

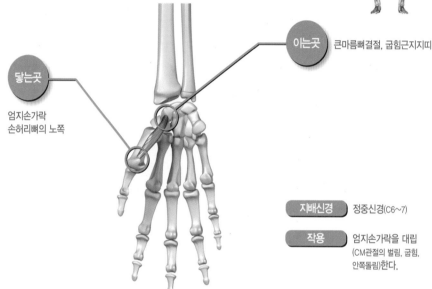

이는곳 큰마름뼈결절, 굽힘근지지띠

닿는곳 엄지손가락 손허리뼈의 노쪽

지배신경 정중신경(C6~7)

작용 엄지손가락을 대립 (CM관절의 벌림, 굽힘, 안쪽돌림)한다.

👍 촉진 순서와 포인트 👍

1. 근육의 융기를 관찰한다

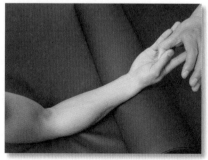

엄지손가락의 MP관절·IP관절을 움직이지 않고 엄지손가락을 대립한 상태에서 강하게 등척수축을 하면 짧은엄지벌림근의 자쪽에서 근육의 융기를 관찰할 수 있다.

2. 근육 수축을 촉진한다

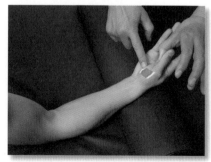

큰마름뼈결절에서 엄지손가락 손허리뼈의 노쪽에 손가락을 대면 근육 수축을 촉진할 수 있다.

짧은엄지굽힘근(단무지굴근)

flexor pollicis brevis

얕은갈래와 깊은갈래로 이루어진다. 얕은갈래는 가쪽에서 긴엄지굽힘근의 힘줄과 나란히 뻗어 있다.
깊은갈래는 안쪽에 있으며 엄지손가락 바닥쪽뼈사이근이라고 불리기도 한다.

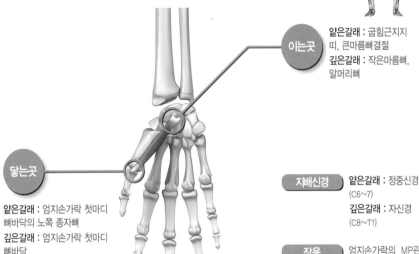

이는곳
얕은갈래 : 굽힘근지지
띠, 큰마름뼈결절
깊은갈래 : 작은마름뼈,
알머리뼈

닿는곳
얕은갈래 : 엄지손가락 첫마디
뼈바닥의 노쪽 종자뼈
깊은갈래 : 엄지손가락 첫마디
뼈바닥

지배신경
얕은갈래 : 정중신경
(C6~7)
깊은갈래 : 자신경
(C8~T1)

작용
엄지손가락의 MP관절을
굽힘, DM관절을 굽힘, 안
쪽벌림, 대립한다.

👍 촉진 순서와 포인트 👍

1. 얕은갈래의 수축을 촉진한다

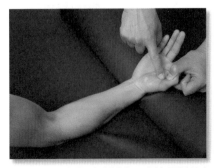

엄지손가락의 IP관절을 편 상태에서 MP관절만 굽히면 큰마
름뼈 결절에서 엄지손가락 손허리뼈바닥쪽 사이에서 얕은갈
래의 근육 수축을 촉진할 수 있다.

2. 깊은갈래의 수축을 촉진한다

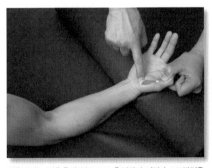

깊은갈래는 깊은층에 있으므로 촉진하기 어렵다. MP관절을
굽힐 때 압력을 가하면 그 부위에서 근육 수축을 쉽게 촉진
할 수 있다.

엄지모음근(무지내전근)

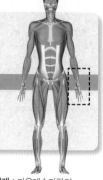

adductor pollicis

엄지두덩의 가장 깊은 곳에 있으며 빗갈래와 가로갈래로 이루어진다. 정중신경이 마비되면 엄지두덩은 위축되지만 자신경이 지배하는 본래 근육의 기능은 유지된다.

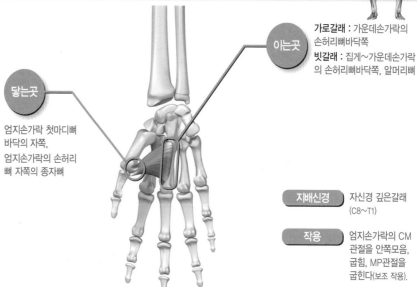

이는곳

가로갈래 : 가운데손가락의 손허리뼈바닥쪽

빗갈래 : 집게~가운데손가락의 손허리뼈바닥쪽, 알머리뼈

닿는곳

엄지손가락 첫마디뼈 바닥의 자쪽,
엄지손가락의 손허리뼈 자쪽의 종자뼈

지배신경 자신경 깊은갈래 (C8~T1)

작용 엄지손가락의 CM 관절을 안쪽모음, 굽힘, MP관절을 굽힌다(보조 작용).

👍 촉진 순서와 포인트 👍

1. 빗갈래의 수축을 촉진한다

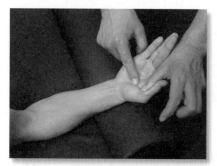

엄지손가락을 손바닥쪽에서 벌린 자세에서 모으게 하면서 압력을 가한다. 알머리뼈에서 가운데손가락의 손허리뼈바닥에 손가락을 대고 가볍게 압박하면 빗갈래의 수축을 촉진할 수 있다.

2. 가로갈래의 수축을 촉진한다

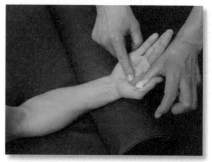

손가락을 가운데손가락의 손허리뼈 몸통에 대고 가볍게 압박하면 가로갈래의 수축을 촉진할 수 있다.

등쪽뼈사이근(배측골간근)

dorsal Interossei

손허리뼈 등쪽 사이를 채우는 4개로 이루어져 있다. MP관절에서 집게손가락과 반지손가락을 가운데손가락에서 떨어지게 한다(벌림). 가운데손가락의 MP관절은 노쪽·자쪽 양쪽으로 움직인다.

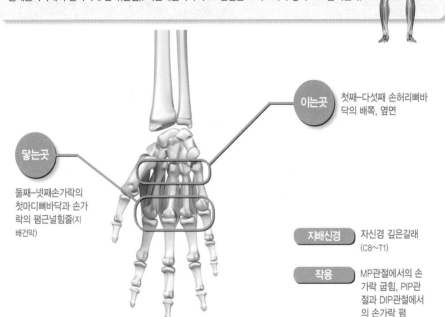

이는곳 첫째-다섯째 손허리뼈바닥의 배쪽, 옆면

닿는곳 둘째-넷째손가락의 첫마디뼈바닥과 손가락의 폄근널힘줄(지배건막)

지배신경 자신경 깊은갈래 (C8~T1)

작용 MP관절에서의 손가락 굽힘, PIP관절과 DIP관절에서의 손가락 폄

👍 촉진 순서와 포인트 👍

1. 힘살의 융기를 관찰한다

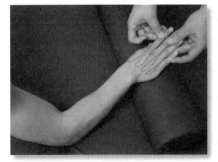

손가락을 편 상태에서 MP관절을 벌리게 하면 손허리뼈 등쪽의 뼈 사이에서 힘살의 융기를 관찰할 수 있다.

2. 근육의 수축을 촉진한다

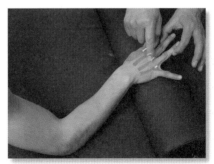

손가락을 벌리고 압력을 가한다. 집게손가락 손허리뼈의 노쪽에서 첫째등쪽뼈사이근, 가운데손가락 손허리뼈의 노쪽에서 둘째등쪽뼈사이근, 가운데손가락의 손허리뼈 자쪽에서 셋째등쪽뼈사이근, 반지손가락 손허리뼈 자쪽에서 넷째등쪽뼈사이근(제4배측골간근)의 수축을 촉진할 수 있다.

바닥쪽뼈사이근(장측골간근)

palmar Interosseous

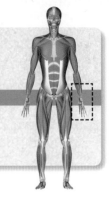

3개가 있으며 등쪽뼈사이근보다 작다. 각 갈래는 서로 떨어져 있으며 손허리뼈의
손바닥쪽면에서 일어나 손바닥을 향한다.

이는곳

손허리뼈 바닥쪽의 옆면
제1 : 제2 손허리뼈 몸통
의 자쪽
제2 : 제4 손허리뼈 몸통
의 노쪽
제3 : 제5 손허리뼈 몸통
의 노쪽

닿는곳

제1 : 집게손가락 첫
마디뼈의 자쪽
제2 : 반지손가락 첫
마디뼈의 노쪽
제3 : 새끼손가락 첫
마디뼈의 노쪽
**모두 일부는 손가락
폄근널힘줄**

지배신경 자신경 깊은갈래
(C8~T1)

작용 가운데손가락의 중심
을 지나는 가로 방향
으로 집게손가락, 반
지손가락, 새끼손가락
을 모은다. MP관절을
굽히고 PIP관절과 DIP
관절을 편다.

👍 촉진 순서와 포인트 👍

1. 근육의 수축을 촉진한다

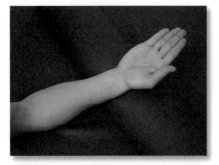

손가락을 편 상태에서 MP관절을 강하게 모은다. 첫째바닥
쪽뼈사이근은 집게손가락 손허리뼈의 자쪽, 둘째바닥쪽뼈사
이근은 반지손가락 손허리뼈의 노쪽, 셋째바닥쪽뼈사이근은
새끼손가락 손허리뼈의 노쪽에서 근육의 수축을 촉진한다.

2. 근육의 수축을 촉진한다

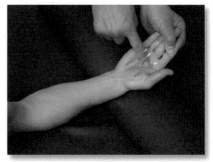

손가락을 편 상태에서 MP관절을 벌린 자세에서 모을 때 압
력을 가하면 수축을 더 쉽게 촉진할 수 있다.

짧은손바닥근(단장근)

palmaris brevis

새끼두덩의 가장 얇은 피부밑조직을 가로로 질러가는 얇은 근육이다.

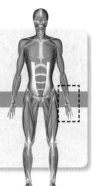

닿는곳 손바닥의 자쪽 피부

이는곳 가로손목인대(횡수근인대), 손바닥널힘줄의 자쪽

※ 가로손목인대(횡수근인대) – 손목의 손 바닥쪽의 피부조직 밑에 근육의 힘줄 과 신경이 지날 때 위에서 덮어주는 막

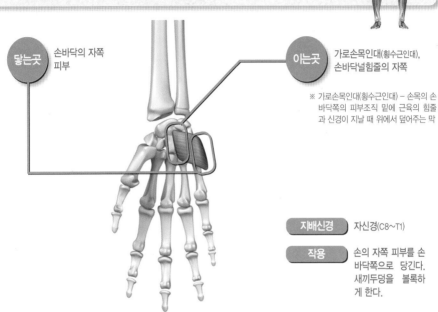

지배신경 자신경(C8~T1)

작용 손의 자쪽 피부를 손 바닥쪽으로 당긴다. 새끼두덩을 볼록하 게 한다.

👍 촉진 순서와 포인트 👍

1. 피부의 주름을 관찰한다

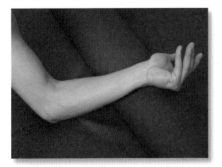

새끼손가락을 벌린 채 손에 힘을 주고 오므리면 근육이 수축 해 새끼두덩의 피부에 주름이 생긴다.

2. 근육의 수축을 촉진한다

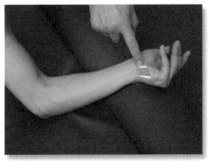

손가락을 새끼두덩 몸쪽에 대면 근육의 수축을 촉진할 수 있다.

새끼벌림근(소지외전근)

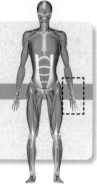

abductor digiti minimi

새끼두덩의 자쪽 앝은층에 위치한다. 새끼손가락을 벌리고 손바닥쪽으로 구부리게 한다.

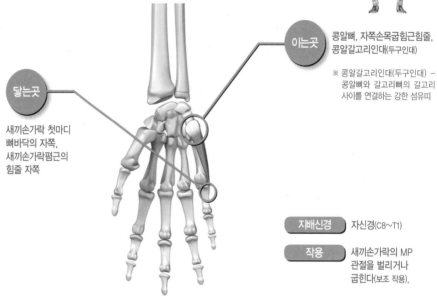

이는곳
콩알뼈, 자쪽손목굽힘근힘줄, 콩알갈고리인대(두구인대)

※ 콩알갈고리인대(두구인대) – 콩알뼈와 갈고리뼈의 갈고리 사이를 연결하는 강한 섬유띠

닿는곳
새끼손가락 첫마디 뼈바닥의 자쪽, 새끼손가락폄근의 힘줄 자쪽

지배신경
자신경(C8~T1)

작용
새끼손가락의 MP 관절을 벌리거나 굽힌다(보조 작용).

촉진 순서와 포인트

1. 근육의 융기를 관찰한다

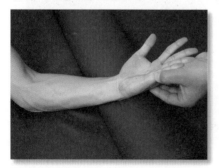

새끼손가락을 강하게 벌리면 새끼두덩 자쪽에 힘살의 융기를 관찰할 수 있다.

2. 근육의 수축을 촉진한다

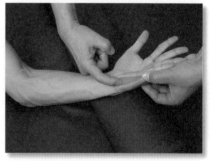

손가락을 벌리는 데 압력을 가하면 콩알뼈의 먼쪽과 새끼두덩의 자쪽에서 근육의 수축을 촉진할 수 있다.

짧은새끼굽힘근(단소지굴근)

flexor digitorum brevis

새끼벌림근과 같은 면의 노쪽에 있다. 이는곳에서는 자뼈동맥의 깊은손바닥가지와 자신경의
깊은가지에 의해 새끼벌림근과 구분된다.

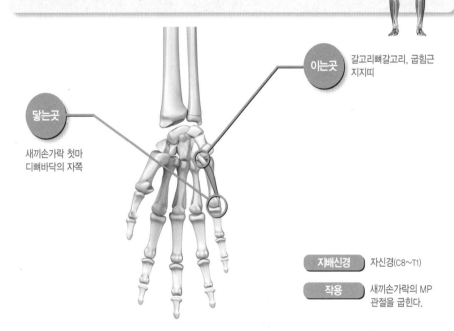

이는곳 갈고리뼈갈고리, 굽힘근
지지띠

닿는곳
새끼손가락 첫마
디뼈바닥의 자쪽

지배신경 자신경(C8~T1)

작용 새끼손가락의 MP
관절을 굽힌다.

👍 촉진 순서와 포인트 👍

1. 근육의 융기를 관찰한다

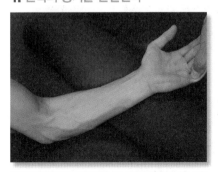

새끼손가락의 PIP·DIP관절을 편 상태에서 MP관절을 굽힐
때 악력을 가하면 새끼두덩의 자쪽에서 근육의 융기를 관찰
할 수 있다.

2. 근육의 수축을 촉진한다

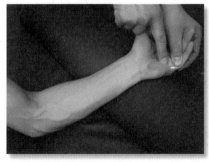

또한 갈고리뼈갈고리부터 새끼손가락 손허리뼈 자쪽에 손가
락을 대면 근육의 수축을 촉진할 수 있다.

새끼맞섬근(소지대립근)

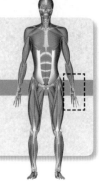

opponens Digiti Minimi

새끼벌림근과 짧은새끼굽힘근의 깊은 층에 위치한 삼각형 근육으로 엄지맞섬근과 공동으로 사물을 잡을 때 움직인다.

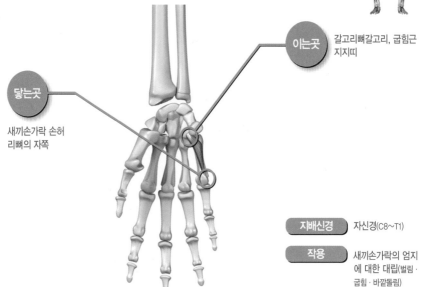

이는곳 갈고리뼈갈고리, 굽힘근 지지띠

닿는곳 새끼손가락 손허리뼈의 자쪽

지배신경 자신경(C8~T1)

작용 새끼손가락의 엄지에 대한 대립(벌림·굽힘·바깥돌림)

👍 촉진 순서와 포인트 👍

1. 근육의 수축을 촉진한다

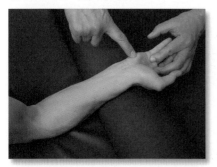

손가락을 새끼손가락 손허리뼈의 자쪽에 깊이 압박하고 새끼손가락을 IP·MP관절을 움직이지 않고 대립운동을 하면 새끼두덩의 깊은 부위에서 근육의 수축을 촉진할 수 있다.

2. 압력을 가해 근육의 수축을 촉진한다

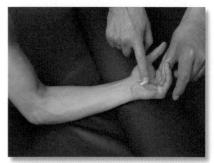

새끼손가락 손허리뼈 먼쪽에서 압력을 가하면 수축을 더 쉽게 촉진할 수 있다.

벌레근(충양근)

lumbricales

네 개의 원기둥형의 작은 근육으로 손허리뼈 위에서 깊은손가락굽힘근 힘줄에서 나와 먼쪽을 향하다가 손가락폄근 힘줄과 결합하여 손가락 폄근널힘줄로 이동한다.

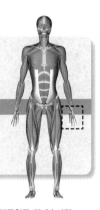

닿는곳

집게손가락에서 새끼손가락의 첫마디뼈바닥의 노쪽을 돌아서 각 손가락 폄근널힘줄

이는곳

첫째벌레근 : 깊은손가락굽힘근 집게손가락 힘줄의 노쪽과 손바닥 옆쪽

둘째벌레근 : 깊은손가락굽힘근 가운데손가락 힘줄의 노쪽과 손바닥 옆쪽

셋째벌레근 : 깊은손가락굽힘근 가운데손가락과 반지손가락 힘줄이 마주하는 면

넷째벌레근 : 깊은손가락굽힘근 반지손가락과 새끼손가락 힘줄이 마주하는 면

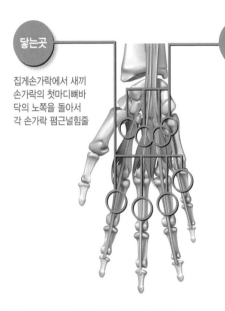

지배신경 **첫째, 둘째벌레근** : 정중신경(C8~T1)
셋째, 넷째벌레근 : 자신경(C8~T1)

작용 집게-새끼손가락의 MP관절을 굽히고 PIP와 DIP관절을 편다.

👍 촉진 순서와 포인트 👍

1. 벌레근의 작용을 관찰한다

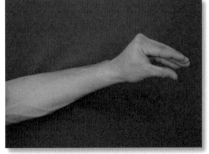

손목관절을 손등쪽으로 굽히고 PIP·DIP관절을 편 상태에서 집게-새끼손가락의 MP관절을 굽힌다.

2. 첫째벌레근의 수축을 촉진한다

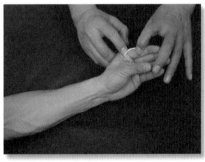

첫째벌레근의 수축은 집게손가락 손허리뼈바닥의 노쪽에서 촉진할 수 있다.

간병 현장에서 도움이 되는
'벌레근 잡기'

벌레근은 집게-새끼손가락의 MP관절을 굽히는 역할을 한다. 엄지손가락을 맞서는 상태로 하고 집게-새끼손가락의 PIP·DIP 관절을 가볍게 굽힌 다음 벌레근을 움직여서 MP관절을 굽혀서 잡는 방식을 벌레근 잡기라고 한다(P.137 왼쪽 사진).

재활치료나 간병 현장에서 대상자의 팔다리를 잡아주거나 훈련 시 압력을 가할 때 매우 중요한 방식이다. 손가락을 강하게 쥐어서 손끝에 힘이 들어가면 통증이나 불쾌감을 유발할 수 있기 때문이다.

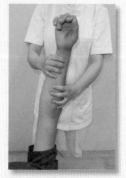

손끝에 힘을 주어 팔을 붙들기

손가락을 구부린 상태로 손끝에 힘을 주어 팔을 붙잡고 있다.

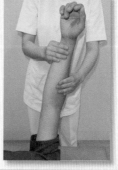

벌레근 잡기로 팔을 붙들기

벌레근을 이용해 손바닥과 손가락 전체로 팔을 붙잡고 있다.

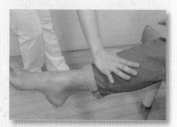

손바닥으로 압력을 가하는 동작

손가락을 쫙 펴서 손바닥 면만으로 압력을 가하고 있다.

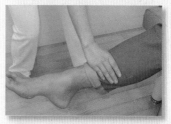

벌레근 잡기와 손가락 전체로 압력을 가하는 동작

손바닥 면과 손가락 전체를 이용해 압력을 가하고 있다.

Part 4

골반 · 다리의
관찰과 촉진

앞쪽(배쪽)에서 확인할 수 있는 뼈 지표

좌우의 엉덩뼈능선과 위앞엉덩뼈가시의 높이에서 골반의 앞면에서의 기울기를 다리뼈 지표를 이용해 넓적다리 · 종아리 · 발 부위의 틀어짐을 확인하며 관찰한다.

골반 · 다리 앞쪽에서 보는 관찰과 촉진

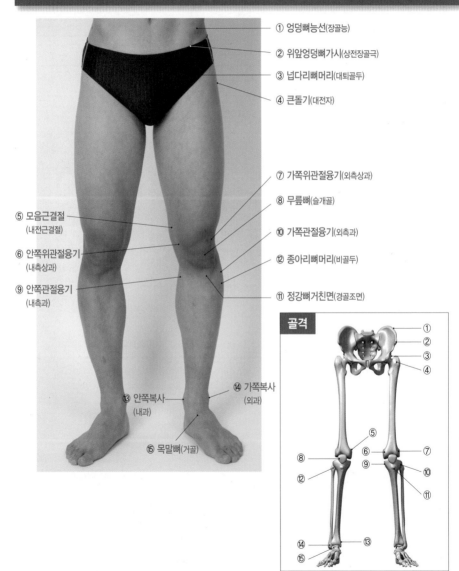

① 엉덩뼈능선(장골능)

② 위앞엉덩뼈가시(상전장골극)

③ 넙다리뼈머리(대퇴골두)

④ 큰돌기(대전자)

⑦ 가쪽위관절융기(외측상과)

⑧ 무릎뼈(슬개골)

⑩ 가쪽관절융기(외측과)

⑫ 종아리뼈머리(비골두)

⑪ 정강뼈거친면(경골조면)

⑤ 모음근결절
(내전근결절)

⑥ 안쪽위관절융기
(내측상과)

⑨ 안쪽관절융기
(내측과)

⑬ 안쪽복사
(내과)

⑭ 가쪽복사
(외과)

⑮ 목말뼈(거골)

골격

1. 골반

(1) 엉덩뼈능선

● 허리가 오목하게 들어간 부분에 양손의 손가락 노쪽을 대고 손을 내리면 ① 엉덩뼈능선을 만난다.

(2) 위앞엉덩뼈가시

● ② 위앞엉덩뼈가시는 집게손가락을 ① 엉덩뼈능선에 놓고 엄지손가락을 벌려서 앞쪽으로 옮겨가면 만져지는 돌기다.
● 돌기가 깊은 곳으로 들어가는 아래끝이 가장 돌출되어 있으므로 이 부위는 촉진의 기준이 된다.

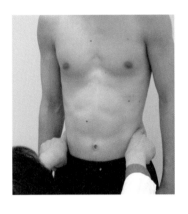

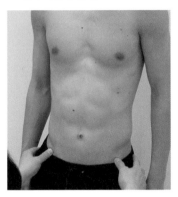

2. 다리

● 넙다리뼈와 종아리뼈의 지표를 촉진해 다리의 균형을 관찰한다.
● ② 위앞엉덩뼈가시와 무릎뼈 중앙을 결합한 선과 ⑪ 정강뼈거친면과 무릎뼈 중앙을 결합한 선을 Q각이라고 한다. 다리의 균형을 판단하는 지표 중 하나다. Q각의 정상 범위는 남성은 $10 \sim 15°$, 여성은 $15 \sim 20°$이다.

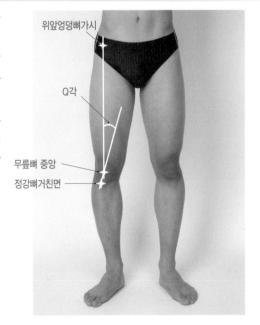

위앞엉덩뼈가시

Q각

무릎뼈 중앙

정강뼈거친면

뒤쪽(등쪽)에서 확인할 수 있는 뼈 지표

좌우의 엉덩뼈능선과 위앞엉덩뼈가시의 높이에서 골반의 앞면에서의 기울기를 다리뼈 지표를 이용해 넓적다리 · 종아리 · 발 부위의 틀어짐을 확인하며 관찰한다.

골반 · 다리 뒤쪽에서 보는 관찰과 촉진

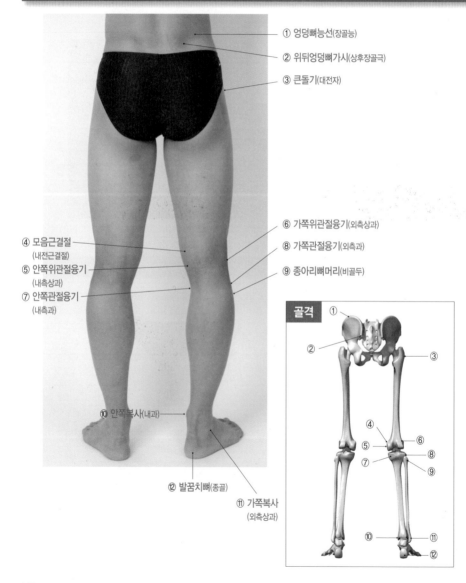

① 엉덩뼈능선(장골능)

② 위뒤엉덩뼈가시(상후장골극)

③ 큰돌기(대전자)

⑥ 가쪽위관절융기(외측상과)

⑧ 가쪽관절융기(외측과)

⑨ 종아리뼈머리(비골두)

④ 모음근결절
　 (내전근결절)
⑤ 안쪽위관절융기
　 (내측상과)
⑦ 안쪽관절융기
　 (내측과)

⑩ 안쪽복사(내과)

⑫ 발꿈치뼈(종골)

⑪ 가쪽복사
　 (외측상과)

골격

1. 골반의 기울기

● 골반의 옆쪽 기울기는 ① 엉덩뼈능선, ② 위앞엉덩뼈가시를 촉진하여 좌우의 높이를 비교한다.

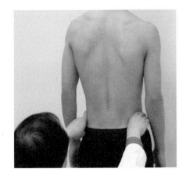 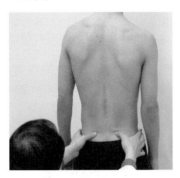

2. 다리

● 좌우의 ③ 큰돌기의 높이, ⑨ 종아리뼈머리의 높이, ⑩ 안쪽복사 또는 ⑪ 가쪽복사의 높이를 비교하여 다리길이의 차이를 관찰한다.
● ⑫ 발꿈치뼈의 바닥부분 가운데와 아킬레스힘줄 정지부위 가운데를 연결한 선과 종아리부위 가운데와 아킬레스힘줄 정지부위 가운데를 연결한 선의 각도로 목말뼈의 돌림을 관찰한다.

(1) 큰돌기 가장 윗부분에서 비교

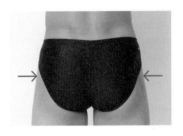

(2) 종아리뼈머리 아래에 위치한 종아리뼈목(비골경)에서 비교

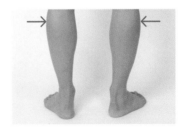

(3) 안쪽복사 또는 가쪽복사에서 비교

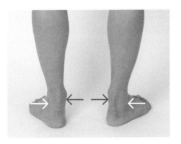

(4) 목말뼈 돌림을 관찰

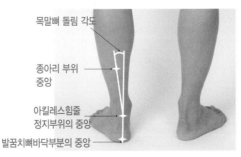

목말뼈 돌림 각도

종아리 부위 중앙

아킬레스힘줄 정지부위의 중앙

발꿈치뼈바닥부분의 중앙

옆쪽에서 확인할 수 있는 뼈 지표

위앞엉덩뼈가시와 위뒤엉덩뼈가시의 높이에서 골반의 정중면(인체를 좌우로 나누는 면 – 역주)에서의 기울기를 다리의 뼈 지표를 이용해 넓적다리·종아리·발 부위의 변형을 확인한다.

골반과 다리 가쪽·안쪽에서 보는 관찰과 촉진

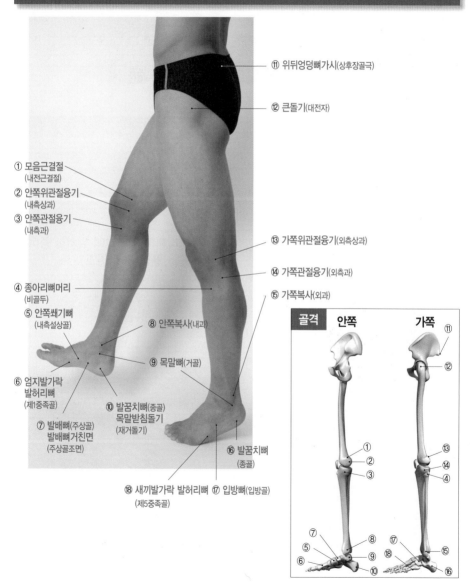

⑪ 위뒤엉덩뼈가시(상후장골극)

⑫ 큰돌기(대전자)

① 모음근결절
(내전근결절)

② 안쪽위관절융기
(내측상과)

③ 안쪽관절융기
(내측과)

⑬ 가쪽위관절융기(외측상과)

⑭ 가쪽관절융기(외측과)

④ 종아리뼈머리
(비골두)

⑤ 안쪽쐐기뼈
(내측설상골)

⑧ 안쪽복사(내과)

⑮ 가쪽복사(외과)

⑨ 목말뼈(거골)

⑥ 엄지발가락
발허리뼈
(제1중족골)

⑩ 발꿈치뼈(종골)
목말받침돌기
(재거돌기)

⑦ 발배뼈(주상골)
발배뼈거친면
(주상골조면)

⑯ 발꿈치뼈
(종골)

⑱ 새끼발가락 발허리뼈 ⑰ 입방뼈(입방골)
(제5중족골)

골격	안쪽	가쪽

144

1. 골반의 경사

- 골반 위치가 앞, 또는 뒤로 기울어져 있는지 확인한다.
- 골반의 중간부분은 ⑪ **위뒤엉덩뼈가시**와 **위앞엉덩뼈가시**를 연결한 선이 수평선에 대해 10~15° 앞쪽으로 기울어져 있다.
- 골반이 이보다 앞쪽으로 기울어지면 전경(前傾), 뒤쪽으로 기울어지면 후경(後傾)이라고 한다.
- 골반이 심하게 앞으로 기울어지면 허리가 심하게 앞쪽으로 굽어지고(요추전만), 반대로 골반이 뒤로 기울어져 있으면 허리 척추가 앞쪽으로 굽어지는 상태가 완화된다.

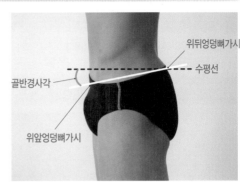

2. 엉덩관절(고관절)의 위치

- 엉덩관절을 45°로 굽히면 **위앞엉덩뼈가시**와 **궁둥뼈결절**을 이은 선(로저-넬라톤선, Roser-Nelaton's Line)에 있는 큰돌기(대전자)가 만져진다.

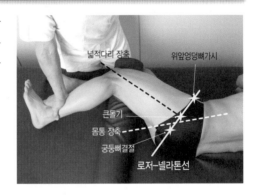

3. 발의 세로 아치의 높이

- ⑧ **안쪽복사**와 ⑥ **엄지발가락 발허리뼈**를 연결한 선(피스선, Feiss line), ⑦ **발배뼈거친면**의 위치를 기준으로 한다.
- 이 선보다 ⑦ **발배뼈거친면**이 아래로 오면 아치가 낮아진 것이다.
- 세로 아치가 내려앉은 정도를 Feiss선과 ⑦ **발배뼈거친면**의 중앙에서 발바닥선으로 내려간 선의 길이를 3등분하여 내려앉은 정도를 1도, 2도, 3도로 구분한다.

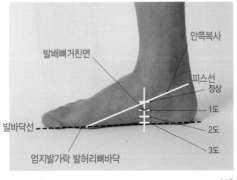

다리이음뼈 · 다리의 근육

다리근육은 다리이음뼈근육(관골근), 넓적다리근육(대퇴근), 종아리근육(하퇴근) 및 발근육(족근)으로 구분된다.

골반 · 다리 앞쪽에서 보는 관찰과 촉진

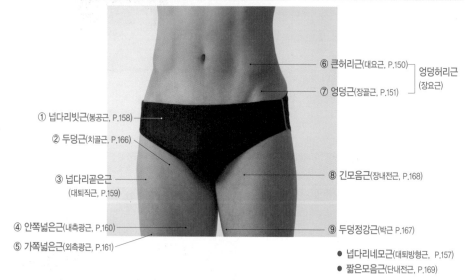

⑥ 큰허리근(대요근, P.150)
⑦ 엉덩근(장골근, P.151)
엉덩허리근 (장요근)

① 넙다리빗근(봉공근, P.158)
② 두덩근(치골근, P.166)
③ 넙다리곧은근 (대퇴직근, P.159)
④ 안쪽넓은근(내측광근, P.160)
⑤ 가쪽넓은근(외측광근, P.161)

⑧ 긴모음근(장내전근, P.168)
⑨ 두덩정강근(박근 P.167)

● 넙다리네모근(대퇴방형근, P.157)
● 짧은모음근(단내전근, P.169)

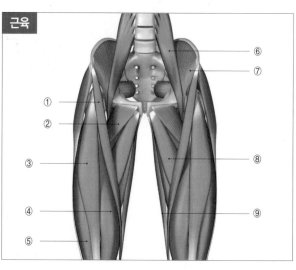

근육

⑥
⑦
①
②
③
④
⑤
⑧
⑨

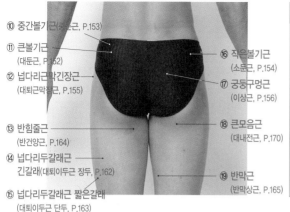

⑩ 중간볼기근(중둔근, P.153)

⑪ 큰볼기근
(대둔근, P.152)

⑫ 넙다리근막긴장근
(대퇴근막장근, P.155)

⑬ 반힘줄근
(반건양근, P.164)

⑭ 넙다리두갈래근
긴갈래(대퇴이두근 장두, P.162)

⑮ 넙다리두갈래근 짧은갈래
(대퇴이두근 단두, P.163)

⑯ 작은볼기근
(소둔근, P.154)

⑰ 궁둥구멍근
(이상근, P.156)

⑱ 큰모음근
(대내전근, P.170)

⑲ 반막근
(반막상근, P.165)

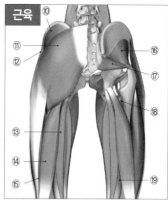

근육

1. 다리이음뼈근육(관골근)

골반에서 일어나 넙다리뼈에서 멈추는 근육이다. 관
골내근(⑥⑦ 엉덩허리근(장요근))과 관골외근(⑪ 큰볼기
근, ⑫ 넙다리근막긴장근, ⑯ 작은볼기근, ⑰ 궁둥구멍근, ⑩
중간볼기근, 속폐쇄근, 위쌍동이근, 아래쌍동이근, 넙다리네
모근, 바깥폐쇄근)으로 구분된다.

※ 속폐쇄근(내폐쇄근) - 골반 속에서 볼기 부위로 뻗어 있는 근육 가운
데 하나. 속폐쇄근의 위쪽에 있는 위쌍동이근(상쌍자근)과 속폐쇄근의
아래쪽에 있는 아래쌍동이근(하쌍자근)은 엉덩관절을 가쪽으로 돌리는
데 작용한다.

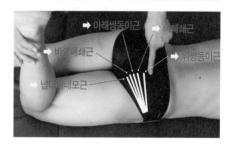

→ 아래쌍동이근   → 속폐쇄근

→ 바깥폐쇄근   → 위쌍동이근

→ 넙다리네모근

2. 넓적다리근육(대퇴근)

무릎 운동에 관여하는 근육이다. 폄근[넓적다리 앞
면 근육 : ① 넙다리빗근, 넙다리네갈래근(대퇴사두근
(넙다리곧은근, 가쪽넓은근, 안쪽넓은근, 중간넓은근)], 모
음근(넓적다리 안쪽 근육 : ② 두덩근, ⑧ 긴모음근, ⑨ 두덩
정강근, ⑱ 큰모음근, 짧은모음근), 굽힘근(넓적다리 뒷면
근육 : ⑬ 반힘줄근, ⑭ 넙다리두갈래근 긴갈래, ⑮ 넙다리두
갈래근 짧은갈래, ⑲ 반막근)으로 구분된다.

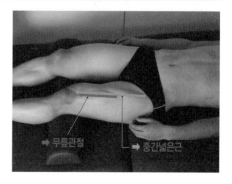

→ 무릎관절   → 중간넓은근

종아리 · 발의 근육

다리근육은 다리이음뼈근육(관골근), 넓적다리근육(대퇴근), 종아리근육(하퇴근) 및 발근육(족근)으로 구분된다.

골반 · 다리

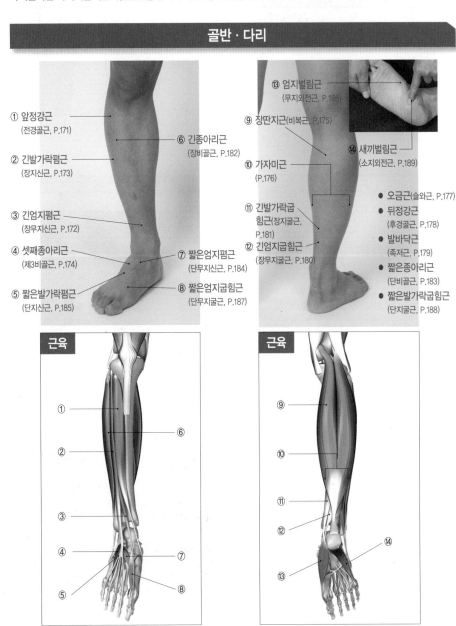

① 앞정강근
(전경골근, P.171)

② 긴발가락폄근
(장지신근, P.173)

③ 긴엄지폄근
(장무지신근, P.172)

④ 셋째종아리근
(제3비골근, P.174)

⑤ 짧은발가락폄근
(단지신근, P.185)

⑥ 긴종아리근
(장비골근, P.182)

⑦ 짧은엄지폄근
(단무지신근, P.184)

⑧ 짧은엄지굽힘근
(단무지굴근, P.187)

⑬ 엄지벌림근
(무지외전근, P.186)

⑨ 장딴지근(비복근, P.175)

⑩ 가자미근
(P.176)

⑭ 새끼벌림근
(소지외전근, P.189)

⑪ 긴발가락굽
힘근(장지굴근,
P.181)

⑫ 긴엄지굽힘근
(장무지굴근, P.180)

● 오금근(슬와근, P.177)
● 뒤정강근
(후경골근, P.178)
● 발바닥근
(족저근, P.179)
● 짧은종아리근
(단비골근, P.183)
● 짧은발가락굽힘근
(단지굴근, P.188)

근육

근육

3. 종아리근육(하퇴근)

발목 관절과 발가락을 움직이는 근육이며 폄근(① 앞정강근, ② 긴발가락폄근, ③ 긴엄지폄근, ④ 셋째종아리근), 굽힘근(⑨ 장딴지근, ⑩ 가자미근, 발바닥근, 오금근, 뒤정강근, ⑪ 긴발가락굽힘근, ⑫ 긴엄지굽힘근), 종아리근(⑥ 긴종아리근, 짧은종아리근)으로 구분된다.

4. 발근육(족근)

발목, 발허리부위에서 일어나 발뒤꿈치에 붙는 근육으로, 발등 근육(⑤ 짧은발가락폄근, ⑦ 짧은엄지폄근)과 발바닥 근육(⑧ 짧은엄지굽힘근, ⑬ 엄지벌림근, ⑭ 새끼벌림근, 엄지모음근, 짧은새끼굽힘근, 짧은발가락굽힘근, 발바닥네모근(족저방형근), 벌레근, 등쪽뼈사이근, 바닥쪽뼈사이근(저측골간근))으로 구분된다.

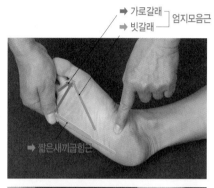

➡ 가로갈래 ┐ 엄지모음근
➡ 빗갈래 ┘

➡ 짧은새끼굽힘근

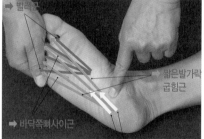

벌레근

➡ 바닥쪽뼈사이근

짧은발가락굽힘근

안쪽갈래 ┐ 발바닥
가쪽갈래 ┘ 네모근

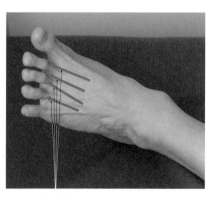

➡ 등쪽뼈사이근

큰허리근(대요근)

psoas major

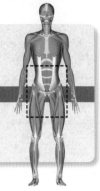

허리뼈 옆에 있는 긴 근육으로 근섬유는 아래가쪽으로 뻗어 있다. 근육 크기는 골반의
모서리를 따라 내려가면서 작아진다.

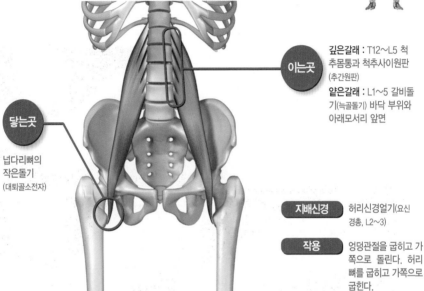

이는곳

깊은갈래 : T12~L5 척
추몸통과 척추사이원판
(추간원판)

얕은갈래 : L1~5 갈비돌
기(늑골돌기) 바닥 부위와
아래모서리 앞면

닿는곳

넙다리뼈의
작은돌기
(대퇴골소전자)

지배신경 허리신경얼기(요신
경총, L2~3)

작용 엉덩관절을 굽히고 가
쪽으로 돌린다. 허리
뼈를 굽히고 가쪽으로
굽힌다.

👍 촉진 순서와 포인트 👍

1. 힘살을 촉진한다

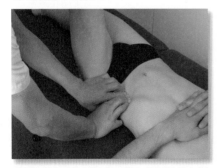

엉덩뼈능선 높이에서 배곧은근 힘줄 가쪽에서 허리뼈몸
통을 향해 손가락을 대고 누르면 힘살이 만져진다.

2. 근육의 수축을 촉진한다

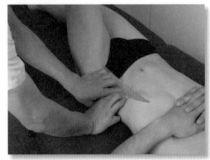

엉덩관절을 굽히게 하면 근육의 수축을 촉진할 수 있다.
엉덩관절을 굽혔을 때 가볍게 압력을 가하면 더 쉽게 촉
진할 수 있다.

엉덩근(장골근)

iliacus

넓고 편평한 근육이다. 엉덩뼈오목(장골와)을 메우면서 내려가다가 가쪽에서 큰허리근의 힘줄과 합체한다. 큰허리근 · 작은허리근과 함께 엉덩허리근(장요근)을 구성한다.

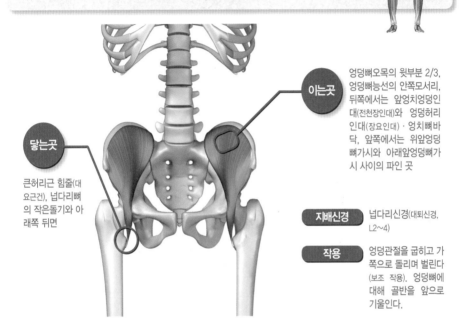

이는곳

엉덩뼈오목의 윗부분 2/3, 엉덩뼈능선의 안쪽모서리, 뒤쪽에서는 앞엉치엉덩인 대(전천장인대)와 엉덩허리 인대(장요인대) · 엉치뼈바 닥, 앞쪽에서는 위앞엉덩 뼈가시와 아래앞엉덩뼈가 시 사이의 파인 곳

닿는곳

큰허리근 힘줄(대 요근건), 넙다리뼈 의 작은돌기와 아 래쪽 뒤면

지배신경 넙다리신경(대퇴신경, L2~4)

작용 엉덩관절을 굽히고 가 쪽으로 돌리며 벌린다 (보조 작용). 엉덩뼈에 대해 골반을 앞으로 기울인다.

👍 촉진 순서와 포인트 👍

1. 엉덩뼈 부위에서 힘살을 촉진한다

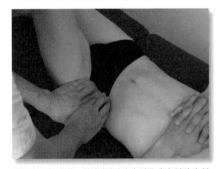

엉덩뼈 부위에서는 위앞엉덩뼈가시 안쪽에서 엉덩뼈 앞 면에 있는 연부조직을 헤쳐 손가락을 대면 힘살을 촉진할 수 있다.

2. 근육의 수축을 촉진한다

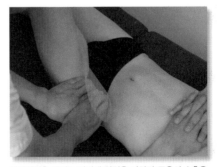

엉덩관절을 굽히고 가볍게 압력을 가하면 근육의 수축을 쉽게 촉진할 수 있다. 엉덩이의 몸쪽 부위에서는 넙다리 빗근 안쪽과 샅고랑인대 사이에 손가락을 넣으면 촉진할 수 있다.

151

큰볼기근(대둔근)

gluteus maximus

볼기를 볼록하게 만드는 볼기근 중 가장 크다. 가장 표층에 있으며 거의 사각형으로 넓고 두껍다.

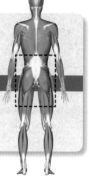

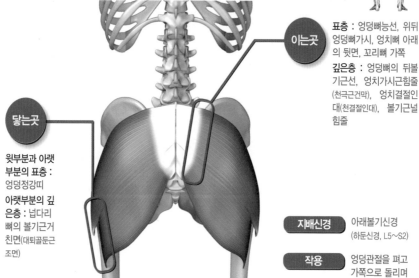

이는곳

표층 : 엉덩뼈능선, 위뒤엉덩뼈가시, 엉치뼈 아래의 뒷면, 꼬리뼈 가쪽

깊은층 : 엉덩뼈의 뒤볼기근선, 엉치가시근힘줄(천극근건막), 엉치결절인대(천결절인대), 볼기근널힘줄

닿는곳

윗부분과 아랫부분의 표층 : 엉덩정강띠

아랫부분의 깊은층 : 넙다리뼈의 볼기근거친면(대퇴골둔근조면)

지배신경 아래볼기신경 (하둔신경, L5~S2)

작용 엉덩관절을 펴고 가쪽으로 돌리며 벌리고 모은다.

👍 **촉진 순서와 포인트** 👍

1. 근육의 융기를 관찰한다

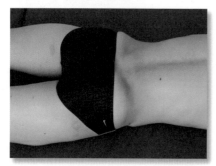

볼기의 볼록한 부분에서 엉치뼈와 엉덩뼈 뒷면에서 일어나 비스듬히 아래가쪽으로 뻗다가 넙다리뼈 윗부분(볼기근거친면)에 닿는 힘살을 관찰할 수 있다.

2. 근육의 수축을 촉진한다

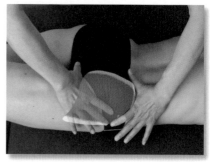

무릎을 굽힌 상태에서 엉덩관절을 펴면 그 부위에서 근육의 수축을 촉진할 수 있다.

중간볼기근(중둔근)

gluteus medius

골반의 가쪽면에 있는 삼각형 근육으로 아랫부분은 대부분 큰볼기근에 덮여 있다.
앞쪽 2/3는 볼기근널힘줄에 덮여 있다.

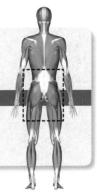

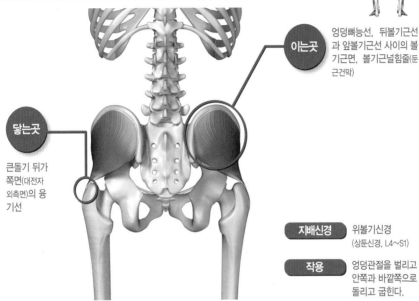

이는곳 엉덩뼈능선, 뒤볼기근선
과 앞볼기근선 사이의 볼
기근면, 볼기근널힘줄(둔
근건막)

닿는곳
큰돌기 뒤가
쪽면(대전자
외측면)의 융
기선

지배신경 위볼기신경
(상둔신경, L4~S1)

작용 엉덩관절을 벌리고
안쪽과 바깥쪽으로
돌리고 굽힌다.

👍 촉진 순서와 포인트 👍

1. 근육의 융기를 관찰한다

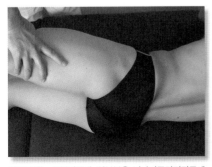

뒷부분에는 큰볼기근에, 앞부분은 넙다리근막긴장근에
덮여 있다. 넓적다리를 벌리면 가운데부분의 피하에서 힘
살을 관찰할 수 있다.

2. 근육의 수축을 촉진한다

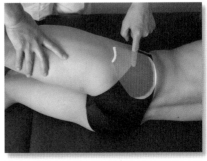

넓적다리를 벌리게 하고 압력을 가할 때 그 부위에 손가
락을 대면 근육의 수축을 쉽게 촉진할 수 있다.

153

작은볼기근(소둔근)

gluteus minimus

큰볼기근과 중간볼기근에 덮여있는 편평한 부채꼴 모양의 근육이다. 볼기근 중 가장 작다.
근섬유는 비스듬히 아래가쪽으로 뻗으면서 큰돌기 앞모서리를 향한다.

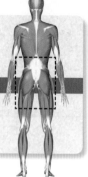

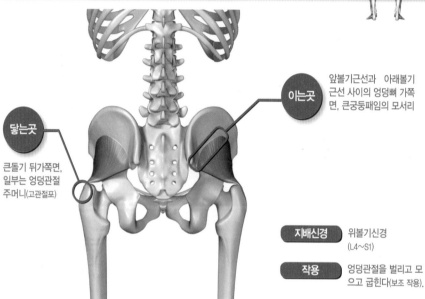

이는곳
앞볼기근선과 아래볼기근선 사이의 엉덩뼈 가쪽면, 큰궁둥패임의 모서리

닿는곳
큰돌기 뒤가쪽면, 일부는 엉덩관절 주머니(고관절포)

지배신경 위볼기신경
(L4~S1)

작용 엉덩관절을 벌리고 모으고 굽힌다(보조 작용).

👍 촉진 순서와 포인트 👍

1. 근육의 융기를 촉진한다

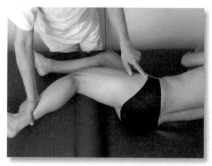

닿는곳에 위치한 큰돌기 앞모서리를 손가락으로 압박한
상태에서 엉덩관절을 모으게 한다. 압력을 가하면 깊은
부위에서 근육이 수축하는 것을 촉진할 수 있다.

2. 근육의 수축을 촉진한다

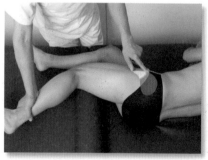

중간볼기근의 깊은 층에 있으며 근육섬유가 중간볼기근
과 마찬가지로 벌리고 안쪽으로 돌리는 작용을 하므로 엄
밀하게 식별하기는 어렵다.

넙다리근막긴장근(대퇴근막장근)

tensor fasciae latae

위앞엉덩뼈가시의 가쪽에서 일어나 중간볼기근의 앞에 위치한다. 넙다리근막을 덮는 편평한 근육이다. 넓적다리의 아래쪽 2/3에서는 엉덩정강띠로 변한다.

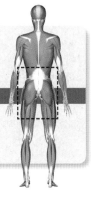

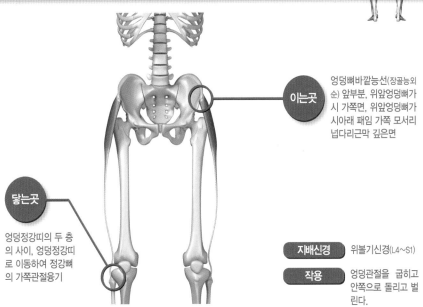

이는곳 엉덩뼈바깥능선(장골능외순) 앞부분, 위앞엉덩뼈가시 가쪽면, 위앞엉덩뼈가시아래 패임 가쪽 모서리 넙다리근막 깊은면

닿는곳 엉덩정강띠의 두 층의 사이, 엉덩정강띠로 이동하여 정강뼈의 가쪽관절융기

지배신경 위볼기신경(L4~S1)

작용 엉덩관절을 굽히고 안쪽으로 돌리고 벌린다.

👍 촉진 순서와 포인트 👍

1. 근육의 융기를 관찰한다

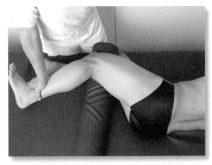

넓적다리를 굽힌 자세에서 벌리게 하면 위앞엉덩뼈가시의 가쪽부터 넙다리뼈머리에 걸쳐 근육의 수축을 관찰할 수 있다. 또 넓적다리의 아래 2/3 부위에서는 엉덩정강띠의 긴장을 관찰할 수 있다.

2. 근육과 엉덩정강띠를 촉진한다

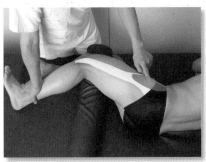

위앞엉덩뼈가시의 가쪽부터 넙다리뼈머리에 걸쳐 근육의 수축을 촉진할 수 있다. 먼쪽에서는 엉덩정강띠의 긴장을 닿는곳까지 촉진할 수 있다.

궁둥구멍근(이상근)

piriformis

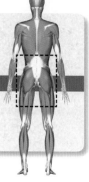

큰볼기근 깊은 곳에 있으며, 엉치뼈 앞면의 첫째~넷째 앞엉치뼈구멍 가쪽면에서 큰돌기 위모서리를 향한다. 엉덩관절 뒤쪽을 중간볼기근의 뒤모서리와 평행하게 뻗어 있다.

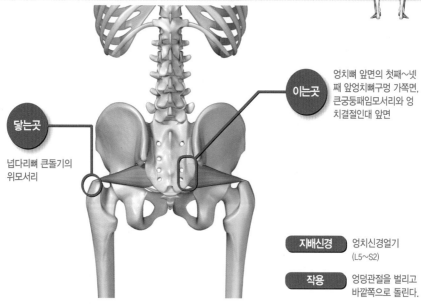

이는곳

엉치뼈 앞면의 첫째~넷째 앞엉치뼈구멍 가쪽면, 큰궁둥패임모서리와 엉치결절인대 앞면

닿는곳

넙다리뼈 큰돌기의 위모서리

지배신경　엉치신경얼기 (L5~S2)

작용　엉덩관절을 벌리고 바깥쪽으로 돌린다.

👍 촉진 순서와 포인트 👍

1. 힘살을 촉진한다

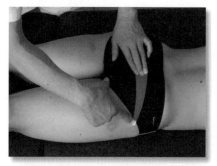

손가락으로 엉치뼈가쪽 모서리를 촉진하고 다른 한 손으로 큰돌기 위모서리를 촉진한다. 엉치뼈 가쪽 모서리의 가쪽에서 큰돌기로 뻗어가는 근육과 직각으로 압박하면 힘살이 만져진다.

2. 근육과 엉덩정강띠를 촉진한다

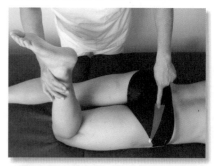

손가락으로 압박하면서 다른 한 손으로 엉덩관절을 가쪽으로 돌리는 데 압력을 가하면 근육의 수축을 촉진할 수 있다.

넙다리네모근(대퇴방형근)

quadratus femoris

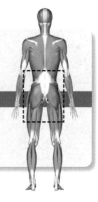

편평한 사각형 근육으로 아래쌍동근과 큰모음근 사이에 있다. 근육섬유는 엉덩관절과
넙다리뼈목 뒤쪽을 거의 수평으로 뻗어 있다.

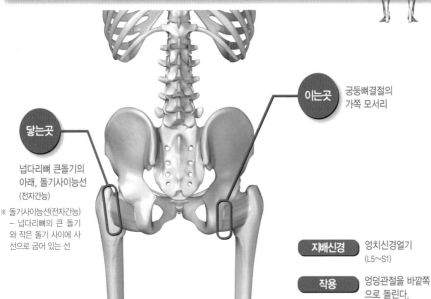

이는곳
궁둥뼈결절의
가쪽 모서리

닿는곳
넙다리뼈 큰돌기의
아래, 돌기사이능선
(전자간능)

※ 돌기사이능선(전자간능)
 – 넙다리뼈의 큰 돌기
 와 작은 돌기 사이에 사
 선으로 굽어 있는 선

지배신경 엉치신경얼기
(L5~S1)

작용 엉덩관절을 바깥쪽
으로 돌린다.

👍 **촉진 순서와 포인트** 👍

1. 힘살을 촉진한다

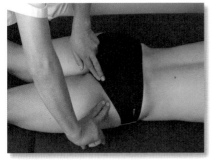

큰볼기근의 깊은 부분에 있는 근육이다. 궁둥뼈결절 가쪽
에서 넙다리뼈 큰돌기 사이에 손가락을 대고 엉덩관절을
바깥쪽으로 돌리면 근육의 수축을 촉진할 수 있다.

2. 근육과 엉덩정강띠를 촉진한다

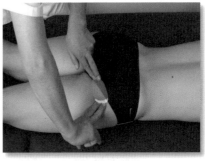

무릎을 90°로 굽히고 엉덩관절을 바깥쪽으로 돌리며 압
력을 가하면 수축을 더 쉽게 촉진할 수 있다.

넙다리빗근(봉공근)

sartorius

우리 몸에서 가장 긴 근육으로 넙다리뼈 바깥쪽에서 안쪽으로 내려가며 무릎 위에서 넙다리뼈 안쪽관절융기의 뒤쪽을 향해 뻗어가고 넓은 힘줄이 되어 정강뼈안쪽으로 닿는다.

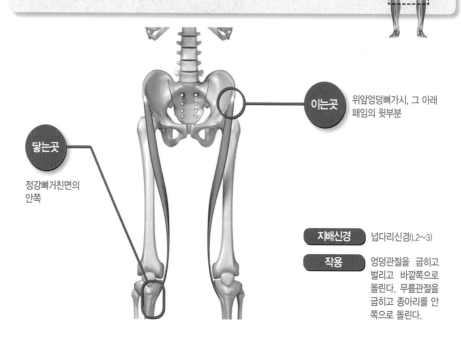

이는곳
위앞엉덩뼈가시, 그 아래 패임의 윗부분

닿는곳
정강뼈거친면의 안쪽

지배신경 넙다리신경(L2~3)

작용 엉덩관절을 굽히고 벌리고 바깥쪽으로 돌린다. 무릎관절을 굽히고 종아리를 안쪽으로 돌린다.

👍 촉진 순서와 포인트 👍

1. 근육 수축을 관찰한다

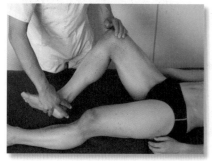

무릎을 굽히고 엉덩관절을 굽힘 · 벌림 · 가쪽돌림하면 근육의 수축을 관찰 · 촉진할 수 있다.

2. 근육의 수축을 촉진한다

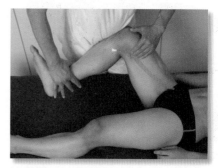

엉덩관절을 더욱 굽힘 · 벌림 · 가쪽돌림하면 무릎을 근육의 수축을 쉽게 관찰 · 촉진할 수 있다.

넙다리곧은근(대퇴직근)

rectus femoris

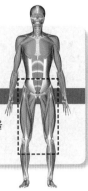

넙다리네갈래근의 가장 앞쪽에서 두 갈래로 나뉜다. 아래앞엉덩뼈가시와 안쪽관절융기의 뒤쪽을
향해 뻗어가고 넓은 힘줄이 되어 정강뼈 안쪽에서 정지한다.

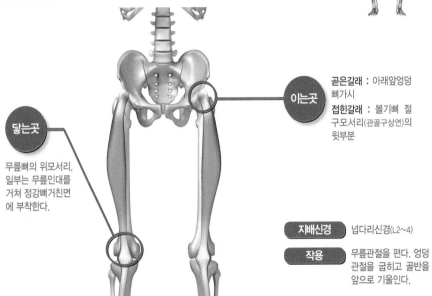

이는곳

곧은갈래 : 아래앞엉덩
뼈가시
접힌갈래 : 볼기뼈 절
구모서리(관골구상연)의
윗부분

닿는곳

무릎뼈의 위모서리,
일부는 무릎인대를
거쳐 정강뼈거친면
에 부착한다.

지배신경 넙다리신경(L2~4)

작용 무릎관절을 편다. 엉덩
관절을 굽히고 골반을
앞으로 기울인다.

4
골반 · 다리

👍 촉진 순서와 포인트 👍

1. 근육 수축을 관찰한다

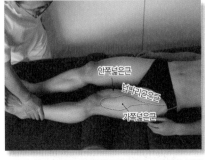

안쪽넓은근
넙다리곧은근
가쪽넓은근

무릎관절을 가볍게 굽힌 상태에서 무릎을 펴게 하고 압력
을 가하면 이는곳 부위 근처에서 넙다리 가운데 면쪽까지
근육의 수축을 관찰 · 촉진할 수 있다.

2. 근육의 수축을 촉진한다

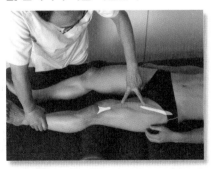

엉덩관절을 더욱 굽힘 · 벌림 · 가쪽돌림하면 무릎을 근육
의 수축을 쉽게 관찰 · 촉진할 수 있다. 가쪽넓은근(외측
광근)과 안쪽넓은근(내측광근)과의 위치관계도 확인한다.

159

안쪽넓은근(내측광근)

vastus medialis

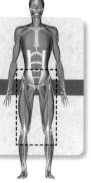

몸쪽의 긴갈래와 먼쪽의 빗갈래로 나뉜다. 넙다리뼈의 긴 지름에 대해 긴갈래는 15~18° 각도로
붙고 빗갈래는 50~55° 각도로 붙는다.

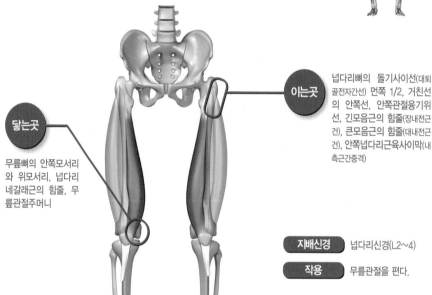

이는곳

넙다리뼈의 돌기사이선(대퇴
골전자간선) 먼쪽 1/2, 거친선
의 안쪽선, 안쪽관절융기위
선, 긴모음근의 힘줄(장내전근
건), 큰모음근의 힘줄(대내전근
건), 안쪽넙다리근육사이막(내
측근간중격)

닿는곳

무릎뼈의 안쪽모서리
와 위모서리, 넙다리
네갈래근의 힘줄, 무
릎관절주머니

지배신경 ⟩ 넙다리신경(L2~4)

작용 ⟩ 무릎관절을 편다.

👍 촉진 순서와 포인트 👍

1. 압력을 가해 근육의 수축을 관찰하여 촉진한다

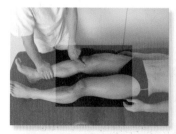

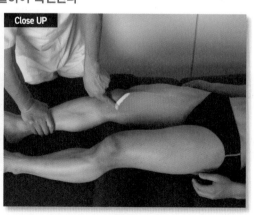

Close UP

무릎관절을 가볍게 굽힌 상태에서 무릎을 펴
게 하고 압력을 가하면 넙다리빗근과 넙다리
곧은근 사이에서 근육의 수축을 관찰·촉진할
수 있다.

가쪽넓은근(외측광근)

vastus lateralis

넙다리네갈래근 중 가장 크고 바깥쪽에서 근육의 융기를 만든다. 넙다리뼈 축에 대해 17° 각도로 뻗어 있고 엉덩정강띠의 깊은 부위를 아래쪽으로 내려간다.

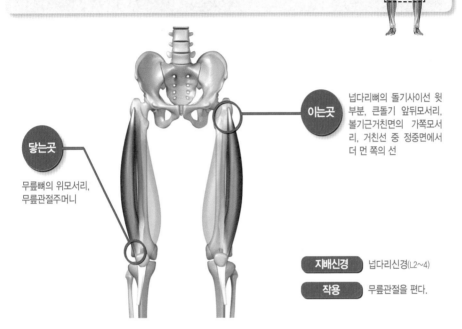

이는곳

넙다리뼈의 돌기사이선 윗부분, 큰돌기 앞뒤모서리, 볼기근거친면의 가쪽모서리, 거친선 중 정중면에서 더 먼 쪽의 선

닿는곳

무릎뼈의 위모서리, 무릎관절주머니

지배신경 넙다리신경(L2~4)

작용 무릎관절을 편다.

👍 촉진 순서와 포인트 👍

1. 압력을 가해 근육의 수축을 관찰하여 촉진한다

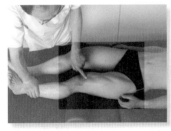

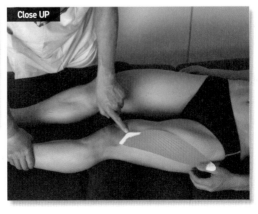

Close UP

무릎관절을 가볍게 굽혀서 벌린다. 그 상태에서 무릎을 펴며 압력을 가하면 넓적다리 가쪽부터 시작해(이는곳) 닿는곳에 이르는 근육의 수축을 관찰·촉진할 수 있다.

넙다리두갈래근 긴갈래(대퇴이두근 장두)

biceps femoris long head

넓적다리 뒷면의 바깥쪽 부위에 있는 두 갈래로 구성된 근육 중 궁둥뼈결절에서 일어나 종아리 가쪽에 닿는 2개의 관절이다.

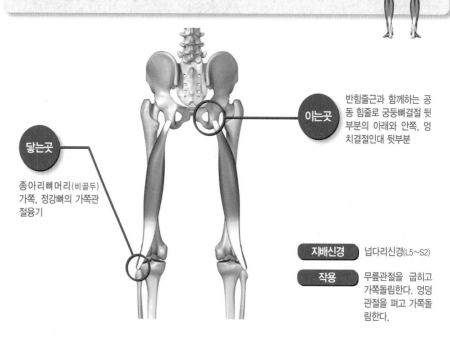

이는곳
반힘줄근과 함께하는 공동 힘줄로 궁둥뼈결절 뒷부분의 아래와 안쪽, 엉치결절인대 뒷부분

닿는곳
종아리뼈 머리(비골두) 가쪽, 정강뼈의 가쪽관절융기

지배신경 넙다리신경(L5~S2)

작용 무릎관절을 굽히고 가쪽돌림한다. 엉덩관절을 펴고 가쪽돌림한다.

👍 **촉진 순서와 포인트** 👍

1. 압력을 가해 근육의 수축을 관찰하여 촉진한다

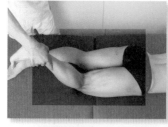

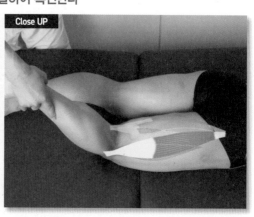

Close UP

엎드린 자세에서 무릎을 구부리며 압력을 가하면 궁둥뼈결절의 면쪽에서 넓적다리 뒷면의 가쪽에서 긴갈래가 수축하는 것을 관찰·촉진할 수 있다.

넙다리두갈래근 짧은갈래(대퇴이두근 단두)

biceps femoris short head

넓적다리 뒷면의 바깥쪽 부위에 있는 두 갈래로 구성된 근육 중 넙다리뼈 거친선 가쪽선의 아래쪽
1/2에서 일어난다. 긴갈래와 합쳐져 공통힘줄이 되어 오금의 가쪽으로 뻗어간다.

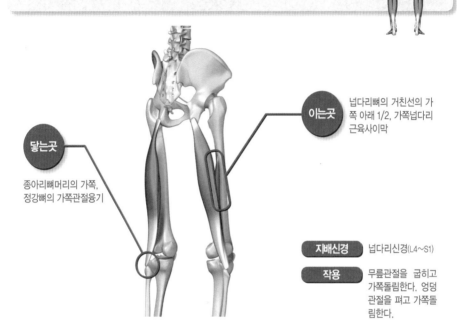

이는곳
넙다리뼈의 거친선의 가
쪽 아래 1/2, 가쪽넙다리
근육사이막

닿는곳
종아리뼈머리의 가쪽,
정강뼈의 가쪽관절융기

지배신경 넙다리신경(L4~S1)

작용 무릎관절을 굽히고
가쪽돌림한다. 엉덩
관절을 펴고 가쪽돌
림한다.

👍 촉진 순서와 포인트 👍

1. 압력을 가해 근육의 수축을 관찰하여 촉진한다

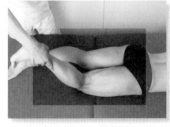

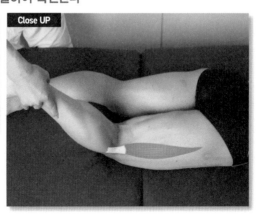
Close UP

엎드린 자세에서 무릎을 구부리며 압력을 가
하면 넙다리뼈 뒤면의 먼쪽에서 종아리뼈머리
를 향하는 곳에서 짧은갈래가 수축하는 것을
관찰 · 촉진할 수 있다.

반힘줄근(반건양근)

semitendinosus

궁둥뼈결절의 넙다리두갈래근 긴갈래의 안쪽에서 일어나는 가늘고 긴 근육이다. 아래 절반은 가는 힘줄이 되어 오금 안쪽을 향한다. 넙다리빗근, 두덩정강근의 힘줄과 합쳐져 거위발을 형성한다.

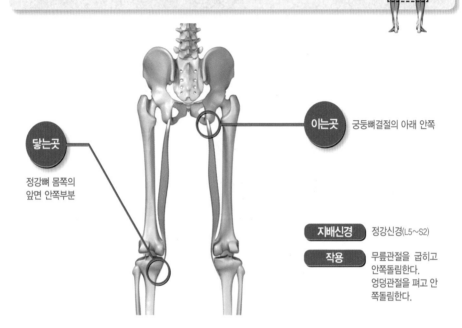

이는곳 궁둥뼈결절의 아래 안쪽

닿는곳
정강뼈 몸쪽의
앞면 안쪽부분

지배신경 정강신경(L5~S2)

작용 무릎관절을 굽히고
안쪽돌림한다.
엉덩관절을 펴고 안
쪽돌림한다.

👍 촉진 순서와 포인트 👍

1. 힘줄과 근육의 융기를 관찰한다

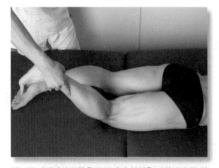

엎드린 자세에서 무릎을 구부리며 압력을 가하면 오금 안쪽에 솟아나는 힘줄과 넙다리 안쪽에 솟아나는 힘살을 관찰할 수 있다.

2. 근육의 수축을 촉진한다

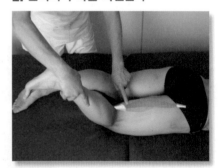

넓적다리 먼쪽 1/3~1/2 부분에서 근육의 수축을 촉진할 수 있다.

반막근(반막상근)

semimembranosus

반힘줄근에 덮여 윗부분의 반은 넓은 근막이고 가운데 부분부터 힘살이 되어 아래안쪽으로 뻗는다.
닿는곳도 반힘줄근에 덮여 거위발을 형성한다.

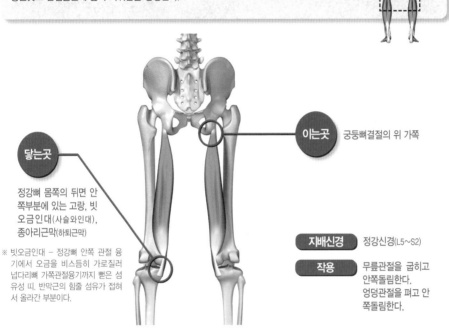

이는곳 궁둥뼈결절의 위 가쪽

닿는곳
정강뼈 몸쪽의 뒤면 안쪽부분에 있는 고랑, 빗오금인대(사슬와인대), 종아리근막(하퇴근막)

※ 빗오금인대 – 정강뼈 안쪽 관절 융기에서 오금을 비스듬히 가로질러 넙다리뼈 가쪽관절융기까지 뻗은 섬유성 띠. 반막근의 힘줄 섬유가 접혀서 올라간 부분이다.

지배신경 정강신경(L5~S2)

작용 무릎관절을 굽히고 안쪽돌림한다. 엉덩관절을 펴고 안쪽돌림한다.

👍 촉진 순서와 포인트 👍

1. 압력을 가해 근육의 수축을 관찰하여 촉진한다

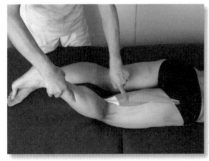 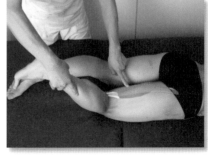

엎드린 자세에서 무릎을 구부리며 압력을 가하면 반힘줄근의 약 1.5㎝ 바깥(왼쪽 사진 : 가쪽, 오른쪽 사진 : 안쪽)에서 근육의 수축을 관찰·촉진할 수 있다.

두덩근(치골근)

pectineus

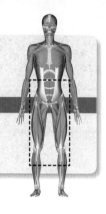

두덩뼈위가지에서 뒷면 가쪽을 향하다가 넙다리뼈몸통의 몸쪽 부위 뒷면에서 정지한다.
모음근이지만 안쪽돌림의 보조 역할도 한다.

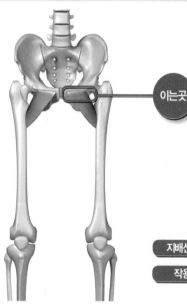

닿는곳

두덩근육선(치골근선 –
작은돌기에서 거친선
에 이르는 두덩근육선)

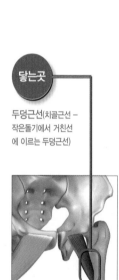

이는곳

두덩뼈 위가지,
두덩뼈빗(치골즐)

※ 두덩뼈빗(치골즐) – 치골에서,
활꼴선부터 두덩결절로 뻗은
날카로운 선

지배신경 넙다리신경(L2~4)

작용 무릎관절을 모으고
굽히고 가쪽돌림한다.

👍 촉진 순서와 포인트 👍

1. 힘살을 촉진한다

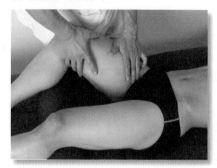

샅고랑인대 · 긴모음근 · 넙다리빗근으로 구성된 넙다리
삼각의 안쪽, 넙다리동맥의 박동이 느껴지는 부분의 안쪽
에서 힘살을 촉진할 수 있다.

2. 근육의 수축을 촉진한다

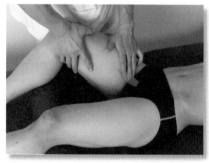

무릎관절을 가볍게 굽힌 상태에서 굽힘 · 모음 · 가쪽돌림
을 하며 압력을 가하면 근육의 수축을 촉진할 수 있다.

두덩정강근(박근)

gracilis

넓적다리 안쪽에서 뻗어 있는 길고 가는 근육으로 넙다리뼈 안쪽관절융기의 뒤쪽을 지나 정강뼈 안쪽관절융기를 돌아간다. 힘줄은 넙다리빗근·반힘줄근과 합쳐져 거위발을 만든다.

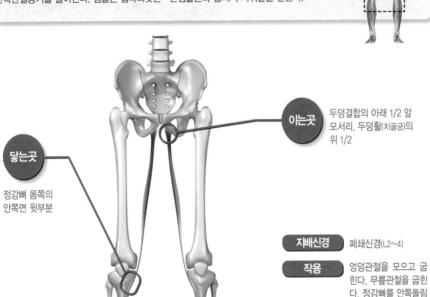

닿는곳

정강뼈 몸쪽의
안쪽면 윗부분

이는곳

두덩결합의 아래 1/2 앞
모서리, 두덩활(치골궁)의
위 1/2

지배신경　폐쇄신경(L2~4)

작용　엉덩관절을 모으고 굽
힌다. 무릎관절을 굽힌
다. 정강뼈를 안쪽돌림
한다.

👍 촉진 순서와 포인트 👍

1. 힘살을 관찰한다

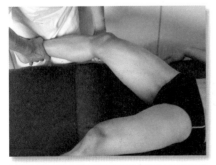

엉덩관절을 가볍게 안쪽으로 돌리고 무릎을 편 자세에서
엉덩관절을 모으며 압력을 가하면 넓적다리 안쪽에서 힘
살이 긴장된 것을 관찰할 수 있다.

2. 근육의 수축을 촉진한다

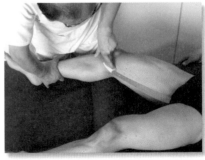

위의 상태에서 넙다리뼈 안쪽위관절융기(대퇴골내측상
과)부터 넓적다리 안쪽의 몸쪽까지 이르는 근육의 수축을
촉진할 수 있다.

긴모음근(장내전근)

adductor longus

넓적다리의 모음근 중 가장 앞쪽에 있는 근육으로 가는 힘줄 형태로 시작된다.
삼각형으로 긴 힘살로 퍼지면서 뒤가쪽으로 내려와 넙다리뼈에 부착한다.

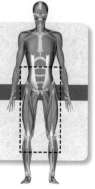

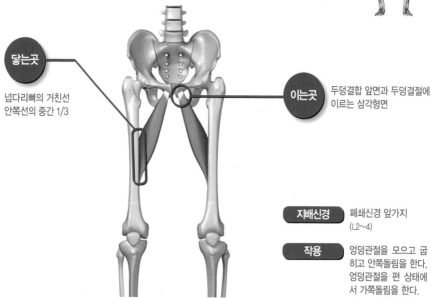

닿는곳
넙다리뼈의 거친선
안쪽선의 중간 1/3

이는곳
두덩결합 앞면과 두덩결절에
이르는 삼각형면

지배신경 폐쇄신경 앞가지
(L2~4)

작용 엉덩관절을 모으고 굽
히고 안쪽돌림을 한다.
엉덩관절을 편 상태에
서 가쪽돌림을 한다.

👍 촉진 순서와 포인트 👍

1. 근육의 융기를 관찰한다

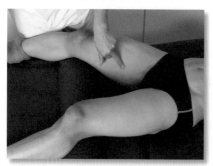

엉덩관절을 굽히고 벌리면 외음부의 가쪽에서 넓적다리
가운데 안쪽에 뚜렷하게 솟아난 근육을 확인할 수 있다.

2. 근육의 수축을 촉진한다

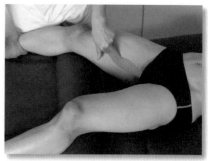

엉덩관절을 더욱 모으면 힘살이 뚜렷하게 도드라지면서
이는곳 부위 근처에서 넓적다리 가운데에 이르는 근육의
수축을 촉진할 수 있다.

168

짧은모음근(단내전근)

adductor brevis

두덩근과 긴모음근에 덮여 있고 근육섬유는 뒤가쪽을 향해 달리며 편평한 세모꼴이 되어 내려온다.

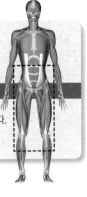

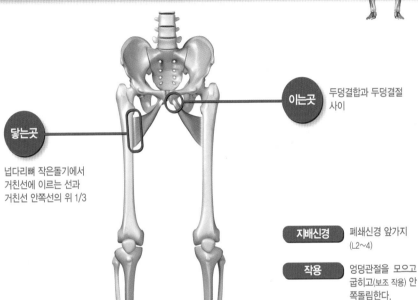

이는곳 두덩결합과 두덩결절
사이

닿는곳

넙다리뼈 작은돌기에서
거친선에 이르는 선과
거친선 안쪽선의 위 1/3

지배신경 폐쇄신경 앞가지
(L2~4)

작용 엉덩관절을 모으고
굽히고(보조 작용) 안
쪽돌림한다.

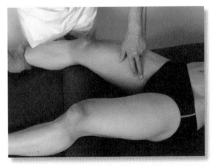

👍 촉진 순서와 포인트 👍

1. 근육의 수축을 확인한다

엉덩관절을 굽히고 벌리게 한 다음, 긴모음근의 가쪽 깊
은 부분에 손가락을 넣고 엉덩관절을 모으면 근육의 수축
을 확인할 수 있다.

2. 압력을 가해 근육의 수축을 촉진한다

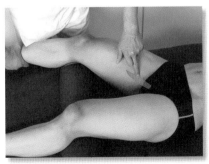

또한 엉덩관절을 모을 때 압력을 가하면 근육의 수축을
분명하게 촉진할 수 있다.

큰모음근(대내전근)

adductor magnus

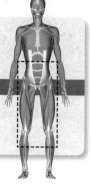

모음근 중 가장 크고 넙다리 안쪽에서 3개의 근육다발로 구성된다. 넙다리의 위안쪽에서 아래가쪽을 향해 부채꼴 모양으로 퍼진다.

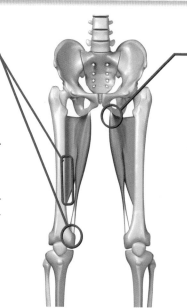

닿는곳

두덩뼈아래가지에서 시작하는 근육다발 : 볼기뼈거친면의 안쪽

궁둥뼈가지에서 시작하는 근육다발 : 거친선과 안쪽관절융기위선

궁둥뼈결절에서 시작하는 근육다발 : 모음근결절(내전근결절)

이는곳

두덩뼈아래가지(치골하지), 궁둥뼈가지(좌골지), 궁둥뼈결절 아랫부분 가쪽모서리

지배신경

거친선에서 끝나는 근육부분 : 폐쇄신경 뒤가지(L3~5)

모음근결절에서 끝나는 힘줄부분 : 정강신경(L3~5)

작용

엉덩관절을 모은다. 뒷부분의 섬유는 엉덩관절을 펴고 앞부분의 섬유는 굽히는 작용을 한다.

👍 촉진 순서와 포인트 👍

1. 근육의 융기를 관찰한다

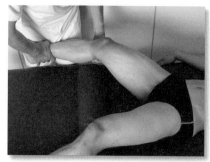

엉덩관절을 굽히고 벌리게 한 다음. 무릎을 가볍게 굽힌 상태에서 모으면서 압력을 가하면 근육의 융기를 확인할 수 있다.

2. 압력을 가해 근육의 수축을 촉진한다

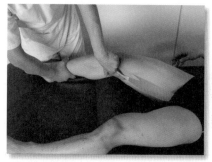

넓적다리 몸쪽에서는 긴모음근과 두덩정강근 사이에 손가락을 넣으면 근육의 수축을 촉진할 수 있다. 그 상태에서 먼쪽으로 근육의 수축을 촉진하면서 힘줄이 되어 정지하는 모음근결절도 촉진할 수 있다.

앞정강근(전경골근)

tibialis anterior

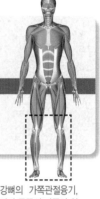

정강뼈 가쪽에 있으며 몸쪽에서의 힘살은 두껍고 먼쪽이 되면 힘줄로 변한다. 근육섬유는 수직으로 내려와 종아리 먼쪽의 앞면에서 솟아난 힘줄 형태로 끝난다.

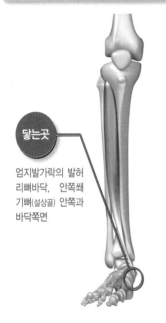

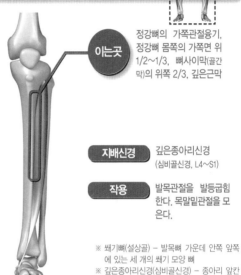

이는곳
정강뼈의 가쪽관절융기, 정강뼈 몸쪽의 가쪽면 위 1/2~1/3, 뼈사이막(골간막)의 위쪽 2/3, 깊은근막

닿는곳
엄지발가락의 발허리뼈바닥, 안쪽쐐기뼈(설상골) 안쪽과 바닥쪽면

지배신경
깊은종아리신경
(심비골신경, L4~S1)

작용
발목관절을 발등굽힘한다. 목말밑관절을 모은다.

※ 쐐기뼈(설상골) – 발목뼈 가운데 안쪽 앞쪽에 있는 세 개의 쐐기 모양 뼈
※ 깊은종아리신경(심비골신경) – 종아리 앞칸과 발등의 근육 그리고 엄지와 둘째발가락에 이웃한 면의 피부에 분포하는 신경이다.

👍 촉진 순서와 포인트 👍

1. 근육의 수축과 힘줄 융기를 관찰하여 촉진한다

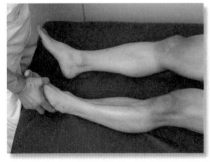

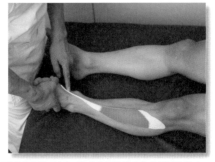

발부분을 발쪽으로 안쪽번짐을 일으키면서 발목을 발등굽힘하면, 종아리뼈 앞모서리 가쪽에서 근육의 수축과 힘줄의 융기를 관찰 · 촉진할 수 있다.

긴엄지폄근(장무지신근)

extensor hallucis longus

앞정강근, 긴발가락폄근에 덮여 있고 종아리뼈사이막의 앞쪽을 가쪽에서 안쪽을 향해 내려온다.
힘줄은 종아리 먼쪽 1/3에서 표면에 나타난다.

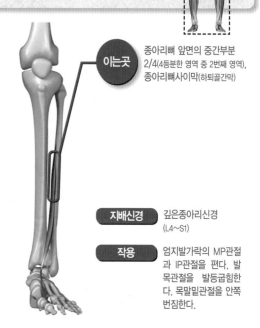

이는곳 종아리뼈 앞면의 중간부분
2/4(4등분한 영역 중 2번째 영역),
종아리뼈사이막(하퇴골간막)

닿는곳 엄지발가락 끝
마리뼈바닥과
첫마디뼈바닥

지배신경 깊은종아리신경
(L4~S1)

작용 엄지발가락의 MP관절
과 IP관절을 편다. 발
목관절을 발등굽힘한
다. 목말밑관절을 안쪽
번짐한다.

👍 촉진 순서와 포인트 👍

1. 힘줄 융기를 관찰한다

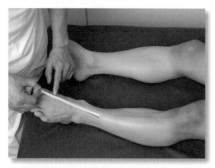

엄지발가락을 펴면 엄지발가락 발허리뼈의 발등에서 힘
줄이 솟는 것을 관찰할 수 있다.

2. 압력을 가해 근육 수축을 촉진한다

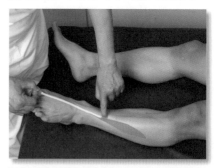

둘째~새끼발가락을 발바닥쪽으로 굽힌 상태에서 엄지발
가락을 펼 때 압력을 가하면, 종아리 앞면 가운데 2/4의
가쪽에서 앞정강근 근육의 수축을 촉진할 수 있다.

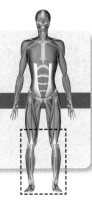

긴발가락폄근(장지신근)

extensor digitorum longus

종아리 앞면 가쪽 부위에 있으며 앞정강근의 가쪽을 따라 내려온다.
먼쪽에서 4갈래의 힘줄로 나뉘며 집게~새끼발가락의 발등에서 힘줄이 확대된다.

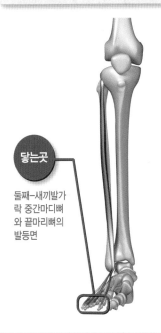

닿는곳

둘째-새끼발가락 중간마디뼈와 끝마디뼈의 발등면

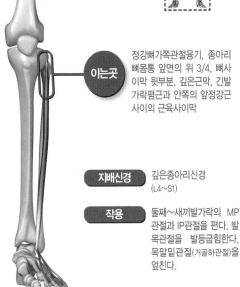

이는곳

정강뼈가쪽관절융기, 종아리뼈몸통 앞면의 위 3/4, 뼈사이막 윗부분, 깊은근막, 긴발가락폄근과 안쪽의 앞정강근 사이의 근육사이막

지배신경

깊은종아리신경 (L4~S1)

작용

둘째~새끼발가락의 MP관절과 IP관절을 편다. 발목관절을 발등굽힘한다. 목말밑관절(거골하관절)을 엎친다.

👍 촉진 순서와 포인트 👍

1. 힘줄 융기를 관찰한다

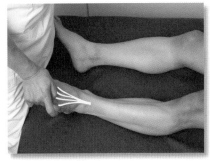

발가락을 펴면 발등에서 둘째~새끼발가락에 붙는 힘줄이 솟는 것을 관찰 · 촉진할 수 있다.

2. 압력을 가해 근육 수축을 촉진한다

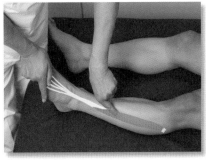

둘째~새끼발가락을 펴면서 압력을 가하고, 손가락으로 힘줄을 몸쪽으로 타고 가면 정강뼈 가쪽관절융기, 정강뼈 몸통의 앞면 윗부분 3/4에서 앞정강근 가쪽 사이에서 근육의 수축을 촉진할 수 있다.

173

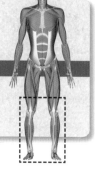

셋째종아리근(제3비골근)

fibularis tertius

긴발가락폄근의 일부가 갈라져 독립한 근육이다. 긴발가락폄근의 가쪽에 있는 작은 근육으로 종아리 가쪽을 내려와 폄근지지띠(신근지대) 아래에서 긴발가락폄근과 구분된다.

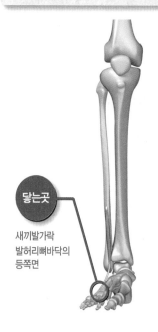
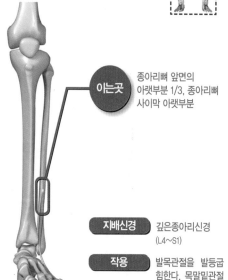

이는곳 종아리뼈 앞면의 아랫부분 1/3, 종아리뼈 사이막 아랫부분

닿는곳 새끼발가락 발허리뼈바닥의 등쪽면

지배신경 깊은종아리신경 (L4~S1)

작용 발목관절을 발등굽힘한다. 목말밑관절을 엎친다.

👍 촉진 순서와 포인트 👍

1. 힘줄 융기를 관찰한다

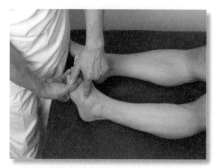

힘줄은 긴발가락폄근의 다섯째 힘줄이며 새끼발가락 발허리뼈에서 멈춘다. 발을 발등쪽으로 젖히면서 새끼발가락을 펴면 힘줄의 융기를 관찰할 수 있다.

2. 압력을 가해 근육 수축을 촉진한다

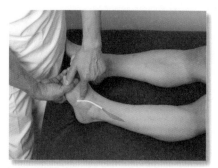

새끼발가락을 펴면서 발을 발등쪽으로 젖힐 때 압력을 가하면 그 힘줄을 더 분명하게 관찰·촉진할 수 있다.

장딴지근(비복근)

gastrocnemius

종아리 뒤쪽에 있는 장딴지세갈래근 중 얕은층의 두 갈래로 이루어진다. 안쪽갈래는
아래가쪽으로, 가쪽갈래는 아래안쪽으로 비스듬히 내려가 합쳐지면서 넓고 두꺼운 힘줄이 된다.

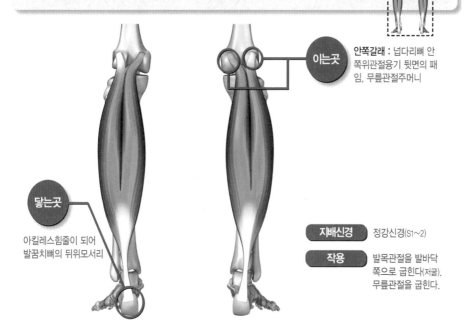

이는곳

안쪽갈래 : 넙다리뼈 안
쪽위관절융기 뒷면의 패
임, 무릎관절주머니

닿는곳

아킬레스힘줄이 되어
발꿈치뼈의 뒤위모서리

지배신경 정강신경(S1~2)

작용 발목관절을 발바닥
쪽으로 굽힌다(저굴).
무릎관절을 굽힌다.

🖒 촉진 순서와 포인트 🖒

1. 힘살의 융기를 관찰한다

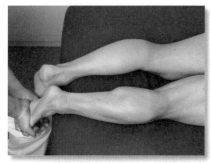

발목관절을 발바닥쪽으로 굽히며 압력을 가하면 안쪽갈
래와 가쪽갈래의 융기를 관찰할 수 있다.

2. 압력을 가해 근육 수축을 촉진한다

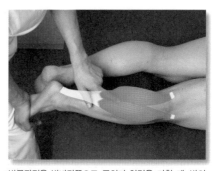

발목관절을 발바닥쪽으로 굽히며 압력을 가할 때, 발의
모음과 발꿈치뼈를 바깥돌림하면 안쪽갈래를, 발을 벌
리고 발꿈치뼈를 안쪽돌림하면 가쪽갈래를 분명하게 관
찰 · 촉진할 수 있다.

175

가자미근

soleus

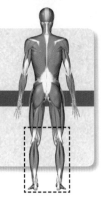

종아리 뒷면의 깊은 부분에 존재하며 단관절근이다. 장딴지세갈래근 중 가장 크다.
장딴지근과 함께 아킬레스힘줄이 되어 발꿈치뼈융기에 붙는다.

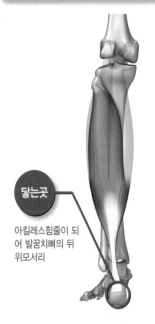
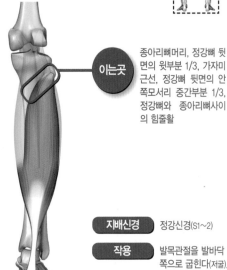

이는곳 종아리뼈머리, 정강뼈 뒷면의 윗부분 1/3, 가자미근선, 정강뼈 뒷면의 안쪽모서리 중간부분 1/3, 정강뼈와 종아리뼈사이의 힘줄활

닿는곳 아킬레스힘줄이 되어 발꿈치뼈의 뒤위모서리

지배신경 정강신경(S1~2)

작용 발목관절을 발바닥쪽으로 굽힌다(저굴). 발을 뒤침한다.

👍 촉진 순서와 포인트 👍

1. 압력을 가해 근육의 융기를 관찰하여 촉진한다

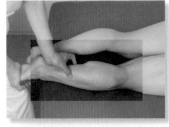
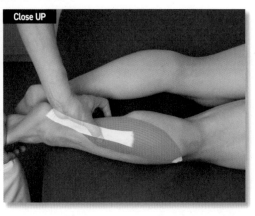

Close UP

발목관절을 발바닥쪽으로 굽히며 압력을 가하면(저굴) 장딴지근의 힘살 아래에서 근육 수축을 관찰·촉진할 수 있다. 무릎관절을 90°로 굽히고 압력을 가하면 근육의 융기를 더욱 잘 볼 수 있다.

오금근(슬와근)

popliteus

가자미근이 시작하는 부분 바로 몸쪽의 깊은 부분에 존재하며 편평한 삼각형이나 사각형 근육이다. 가쪽 위에서 안쪽 아래로 비스듬히 뻗어 있다.

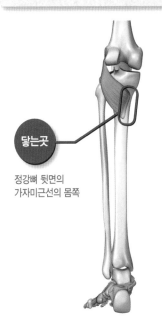

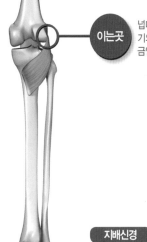

이는곳 넙다리뼈 가쪽위관절융기의 아래가쪽면, 빗오금인대

닿는곳 정강뼈 뒷면의 가자미근선의 몸쪽

지배신경 정강신경(L4~S1)

작용 무릎관절을 굽힌다. 정강뼈를 안쪽돌림 한다.

4 골반·다리

👍 촉진 순서와 포인트 👍

1. 압력을 가해 근육의 수축을 촉진한다

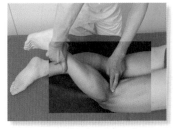

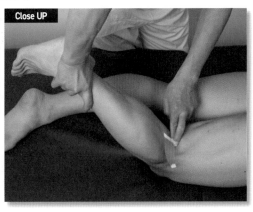

Close UP

장딴지 뒷면의 위가쪽의 종아리뼈 안쪽에 손가락을 댄다. 무릎관절을 가볍게 굽힌 상태에서 굽힘과 안쪽돌림을 하며 압력을 가하면, 장딴지근 깊은 부분에서 근육의 수축이 느껴진다.

뒤정강근(후경골근)

tibialis posterior

종아리뼈사이막 뒷면에 있는 깃모양의 근육이다. 굽힘근 중에서 가장 깊은 부분에 있다.
뒤정강근의 윗부분은 긴엄지굽힘근과 긴발가락굽힘근에 덮여 있다.

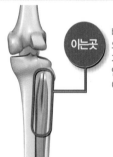

※ 입방뼈(입방골) – 발목뼈 가운데 먼
쪽 줄 가쪽에 있는 육면체 모양의 뼈

닿는곳

발배뼈거친면, 3개
의 쐐기뼈, 입방뼈
(입방골), 둘째·셋
째·넷째발가락 발
허리뼈의 바닥쪽면
(제2~4중족골저)

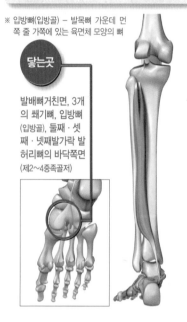

이는곳

뼈사이막의 아랫부분을 제
외한 뒷면, 정강뼈 뒷면의
가쪽부위 2/3, 종아리뼈
안쪽면 몸쪽 2/3, 근육사
이막(근간중격)

지배신경　정강신경(L5~S1)

작용　발을 안쪽으로 굽
힌다. 발목관절을
발바닥쪽으로 굽힌
다(저굴).

👍 촉진 순서와 포인트 👍

1. 압력을 가해 힘줄의 긴장과 힘살의 수축을 촉진한다

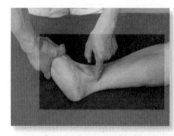

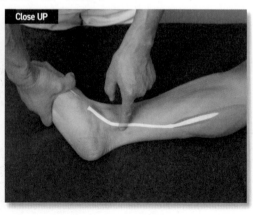

Close UP

발목관절을 발바닥쪽으로 굽히고 발을 안쪽으
로 굽혀 압력을 가하면, 안복사뼈 뒤쪽에서 발
배뼈거친면에 뻗어 있는 힘줄을 관찰할 수 있
다. 손가락을 대면 힘줄의 긴장을 촉진할 수
있다. 몸쪽으로 타고 가면 긴발가락굽힘근 가
쪽에서 힘살의 수축이 느껴진다.

발바닥근(족저근)

plantaris

장딴지근과 가자미근 사이에 있는 작은 방추형 근육으로 없는 경우도 있다.
짧은 힘살로 이어지는 가는 힘줄이 아킬레스힘줄의 안쪽 모서리를 따라 부착한다.

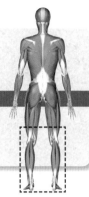

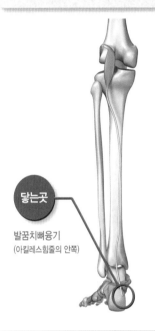

닿는곳

발꿈치뼈융기
(아킬레스힘줄의 안쪽)

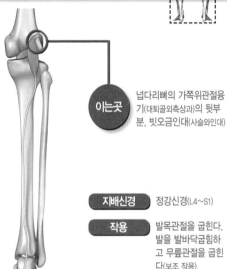

이는곳   넙다리뼈의 가쪽위관절융
기(대퇴골외측상과)의 뒷부
분, 빗오금인대(사슬와인대)

지배신경   정강신경(L4~S1)

작용   발목관절을 굽힌다.
발을 발바닥굽힘하
고 무릎관절을 굽힌
다(보조 작용).

👍 촉진 순서와 포인트 👍

1. 힘줄의 팽창을 관찰한다

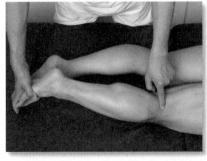

무릎관절을 가볍게 굽히고 발목관절을 굽힌 자세에서 발
목관절과 무릎관절을 굽힌 곳에 압력을 가하면, 무릎관절
뒷면의 장딴지근 가쪽갈래 안쪽에서 힘살이 팽창하는 것
을 관찰할 수 있다.

2. 근육 수축을 촉진한다

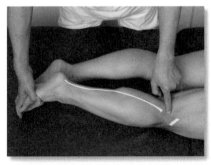

그 부위에 손가락을 대면 근육의 수축을 촉진할 수 있다.

긴엄지굽힘근(장무지굴근)

flexor hallucis longus

종아리 가쪽의 깊은 부분에 있으며 근육섬유는 비스듬하게 아래쪽으로 지나 긴 힘줄이 된다.
힘줄은 정강뼈 끝, 목말뼈 아랫면을 가로질러서 엄지발가락으로 향한다.

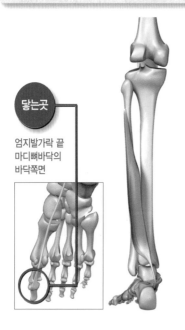

닿는곳

엄지발가락 끝
마디뼈바닥의
바닥쪽면

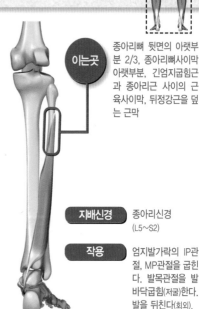

이는곳

종아리뼈 뒷면의 아랫부
분 2/3, 종아리뼈사이막
아랫부분, 긴엄지굽힘근
과 종아리근 사이의 근
육사이막, 뒤정강근을 덮
는 근막

지배신경 종아리신경
(L5~S2)

작용 엄지발가락의 IP관
절, MP관절을 굽힌
다. 발목관절을 발
바닥굽힘(저굴)한다.
발을 뒤친다(회외).

👍 촉진 순서와 포인트 👍

1. 근육의 팽창을 관찰한다

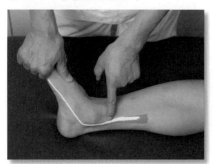

발목관절의 중간부위에서 둘째~다섯째발가락을 스스로
펴게 하고 엄지발가락을 굽히며 압력을 가하면 안쪽복사
의 뒤편에서 근육이 팽창하는 것을 관찰할 수 있다.

2. 근육 수축을 촉진한다

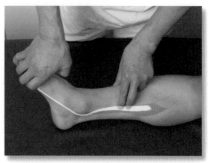

안쪽복사와 아킬레스힘줄 사이의 긴발가락굽힘근의 힘줄
뒤편에서 근육의 수축을 촉진할 수 있다.

긴발가락굽힘근(장지굴근)

flexor digitorum longus

종아리 안쪽의 깊은 부분에서 일어나고 가자미근 바로 아래쪽, 긴엄지굽힘근의 안쪽에 있다. 아래로 갈수록 커진다.

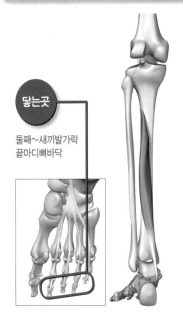

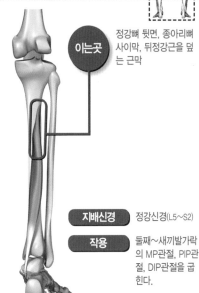

이는곳 정강뼈 뒷면, 종아리뼈 사이막, 뒤정강근을 덮는 근막

닿는곳 둘째~새끼발가락 끝마디뼈바닥

지배신경 정강신경(L5~S2)

작용 둘째~새끼발가락의 MP관절, PIP관절, DIP관절을 굽힌다.

🤚 촉진 순서와 포인트 🤚

1. 힘줄의 융기를 관찰한다

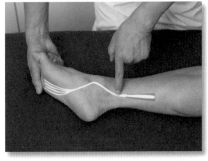

엄지발가락을 스스로 펴게 하고 둘째~새끼발가락을 굽히면서 압력을 가하면, 안쪽복사 뒤쪽의 뒤정강근 뒤쪽, 긴엄지굽힘근의 힘줄 앞쪽에서 힘줄의 융기를 관찰할 수 있다.

2. 근육 수축을 촉진한다

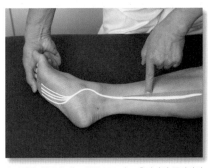

손가락을 힘줄에 대고 몸쪽으로 타고 올라가면 종아리의 아래 1/3에서 근육의 수축을 촉진할 수 있다.

181

긴종아리근(장비골근)

peroneus longus

종아리 안쪽의 깊은 부분에서 짧은종아리근보다 얕은층에 존재한다.
힘살은 긴 힘줄이 되고 힘줄은 가쪽복사 뒤쪽을 돌아서 발바닥을 가로질러 안쪽을 향한다.

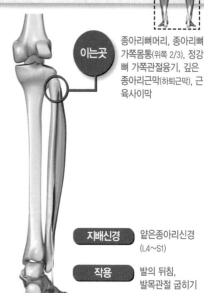

닿는곳

첫째발허리뼈 바닥(제1중수골저), 안쪽쐐기뼈, 간혹 둘째발허리뼈 바닥(제2중수골저)

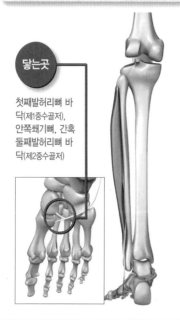

이는곳

종아리뼈머리, 종아리뼈 가쪽몸통(위쪽 2/3), 정강뼈 가쪽관절융기, 깊은 종아리근막(하퇴근막), 근육사이막

지배신경 얕은종아리신경 (L4~S1)

작용 발의 뒤침, 발목관절 굽히기

👍 촉진 순서와 포인트 👍

1. 힘살과 힘줄의 융기를 관찰한다

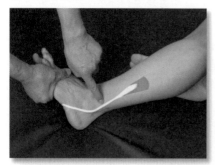

발목관절을 가볍게 발바닥쪽으로 구부린 상태에서 발을 뒤친다. 종아리뼈 가쪽몸통 위쪽 2/3에서 근육의 융기를 관찰할 수 있다. 장딴지의 먼쪽 가쪽의 가쪽복사 뒤쪽에서 힘줄의 융기를 관찰할 수 있다.

2. 근육 수축과 힘줄의 긴장을 촉진한다

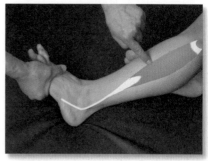

같은 부위에 손가락을 대면 근육의 수축과 힘줄의 긴장을 촉진할 수 있다.

짧은종아리근(단비골근)

peroneus brevis

긴종아리근의 깊은 부분에서 긴발가락폄근의 뒤쪽에 있다. 힘살은 수직으로 내려오면서 힘줄이 되고, 가쪽복사 뒤쪽을 돌아 발꿈치뼈 가쪽을 지나서 다섯째발허리뼈를 향한다.

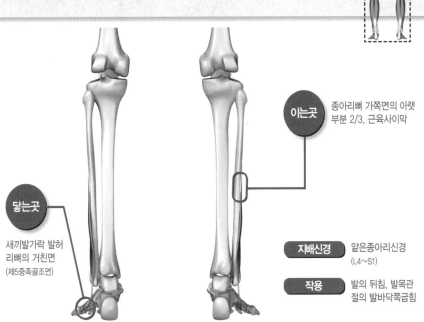

이는곳 종아리뼈 가쪽면의 아랫부분 2/3, 근육사이막

닿는곳 새끼발가락 발허리뼈의 거친면 (제5중족골조면)

지배신경 얕은종아리신경 (L4~S1)

작용 발의 뒤침, 발목관절의 발바닥쪽굽힘

👍 촉진 순서와 포인트 👍

4 골반·다리

1. 힘살과 힘줄의 융기를 관찰한다

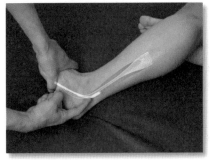

발목관절을 가볍게 발바닥쪽으로 구부린 상태에서 발을 벌리면서 엎치면, 종아리의 먼쪽, 정강뼈몸통의 가쪽면 아래 2/3의 긴종아리근 뒤쪽에서 근육의 수축을 관찰할 수 있다.

2. 근육 수축과 힘줄의 긴장을 촉진한다

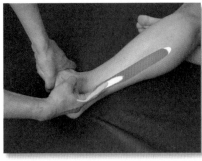

같은 부위에 손가락을 대면 근육의 수축을 촉진할 수 있다. 이어서 먼쪽의 가쪽복사 아래, 긴종아리근 힘줄의 앞쪽에서 힘줄의 긴장을 촉진할 수 있다.

짧은엄지폄근(단무지신근)

extensor hallucis brevis

발꿈치뼈의 가쪽 윗면에서 일어나는 약간 굵은 방추형 근육으로 힘줄이 되어 앞안쪽으로
비스듬히 내려와 엄지발가락 첫마디뼈바닥을 향해 뻗는다.

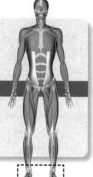

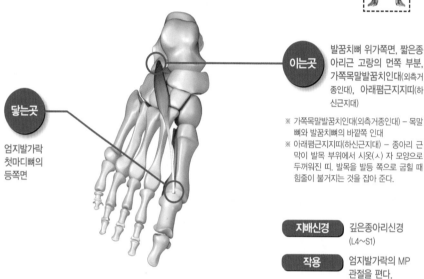

이는곳

발꿈치뼈 위가쪽면, 짧은종
아리근 고랑의 먼쪽 부분,
가쪽목말발꿈치인대(외측거
종인대), 아래폄근지지띠(하
신근지대)

닿는곳

엄지발가락
첫마디뼈의
등쪽면

※ 가쪽목말발꿈치인대(외측거종인대) – 목말
뼈와 발꿈치뼈의 바깥쪽 인대
※ 아래폄근지지띠(하신근지대) – 종아리 근
막이 발목 부위에서 시옷(ㅅ) 자 모양으로
두꺼워진 띠. 발목을 발등 쪽으로 굽힐 때
힘줄이 불거지는 것을 잡아 준다.

지배신경 깊은종아리신경
(L4~S1)

작용 엄지발가락의 MP
관절을 편다.

👍 촉진 순서와 포인트 👍

1. 힘살이 불거진 모양을 관찰한다

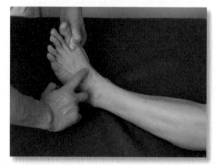

발목관절을 가볍게 발바닥쪽으로 구부린 상태에서 둘째
~새끼발가락을 구부린다. 그 상태에서 엄지발가락 첫마
디뼈를 펴는 데 압력을 가하면, 발등의 긴엄지폄근힘줄
가쪽에서 힘살이 불거지는 것을 관찰할 수 있다.

2. 근육 수축과 힘줄의 긴장을 촉진한다

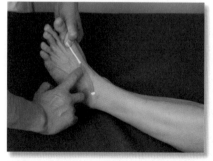

발등에서 가쪽복사의 앞 아래부위, 긴엄지폄근힘줄과 긴
발가락폄근힘줄 사이에 손가락을 대면 근육의 수축을 촉
진할 수 있다. 그 먼쪽에서 엄지발가락에 붙는 힘줄의 긴
장을 촉진할 수 있다.

짧은발가락폄근(단지신근)

extensor digitorum brevis

발등에서 짧은엄지폄근의 가쪽에 위치하며 3갈래의 힘줄로 나뉘어 둘째~넷째발가락을 향해 뻗어 있다.

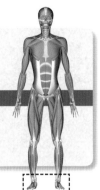

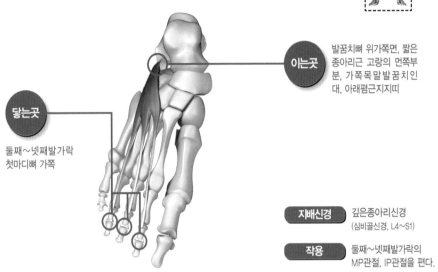

이는곳
발꿈치뼈 위가쪽면, 짧은 종아리근 고랑의 먼쪽부분, 가쪽목말발꿈치인대, 아래폄근지지띠

닿는곳
둘째~넷째발가락 첫마디뼈 가쪽

지배신경 깊은종아리신경
(심비골신경, L4~S1)

작용 둘째~넷째발가락의
MP관절, IP관절을 편다.

👍 촉진 순서와 포인트 👍

1. 힘살이 불거진 모양을 관찰한다

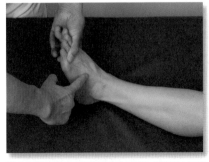

발목관절을 가볍게 발바닥쪽으로 구부린 상태에서 둘째 ~넷째발가락을 펴고 압력을 가하면, 발등에서 가쪽복사의 앞 아랫부분, 긴발가락폄근과 새끼발가락 발허리뼈 사이에서 힘살이 불거지는 것을 관찰할 수 있다.

2. 근육 수축과 힘줄의 긴장을 촉진한다

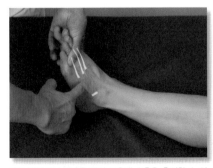

같은 부위에 손가락을 대면 근육의 수축을 촉진할 수 있다. 먼쪽에서 둘째~넷째발가락 첫마디뼈에 붙은 힘줄의 긴장을 촉진할 수 있다.

185

엄지벌림근(무지외전근)

abductor hallucis

발꿈치뼈 아랫면에서 발바닥 안쪽을 따라가고 힘줄은 먼쪽에서 짧은엄지굽힘근의 안쪽힘줄과
만나서 엄지발가락의 첫마디뼈 바닥에서 멈춘다.

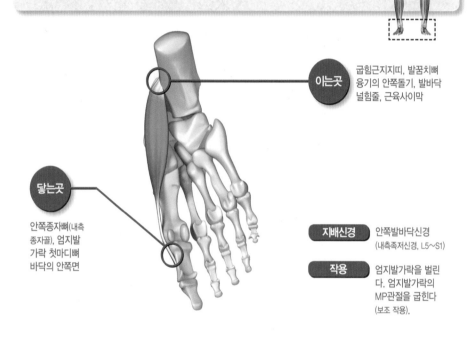

이는곳 굽힘근지지띠, 발꿈치뼈
융기의 안쪽돌기, 발바닥
널힘줄, 근육사이막

닿는곳

안쪽종자뼈(내측
종자골), 엄지발
가락 첫마디뼈
바닥의 안쪽면

지배신경 안쪽발바닥신경
(내측족저신경, L5~S1)

작용 엄지발가락을 벌린
다. 엄지발가락의
MP관절을 굽힌다
(보조 작용).

👍 촉진 순서와 포인트 👍

1. 근육의 수축을 촉진한다

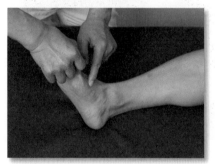

발바닥 안쪽부위, 안쪽쐐기뼈와 발배뼈에 손가락을 대고
엄지발가락을 벌리면 근육의 수축을 촉진할 수 있다.

2. 압력을 가해 근육의 수축을 촉진한다

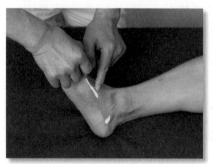

엄지발가락을 벌리면서 압력을 가하면 근육의 수축을 쉽
게 촉진할 수 있다. 엄지발가락을 벌리지 못할 때는 첫째
발목발허리관절(제1족근중족관절)에서 엄지발가락을 구
부린다.

짧은엄지굽힘근(단무지굴근)

flexor hallucis brevis

안쪽갈래는 엄지벌림근과 함께 안쪽종자뼈(종자골), 가쪽갈래는 엄지모음근과 함께 가쪽종자뼈에 붙는다.

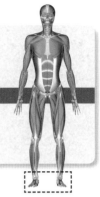

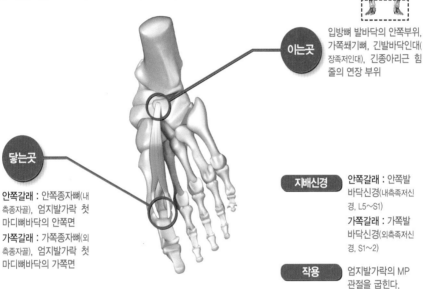

이는곳
입방뼈 발바닥의 안쪽부위, 가쪽쐐기뼈, 긴발바닥인대(장족저인대), 긴종아리근 힘줄의 연장 부위

닿는곳
안쪽갈래 : 안쪽종자뼈(내측종자골), 엄지발가락 첫마디뼈바닥의 안쪽면
가쪽갈래 : 가쪽종자뼈(외측종자골), 엄지발가락 첫마디뼈바닥의 가쪽면

지배신경
안쪽갈래 : 안쪽발바닥신경(내측족저신경, L5~S1)
가쪽갈래 : 가쪽발바닥신경(외측족저신경, S1~2)

작용
엄지발가락의 MP 관절을 굽힌다.

👍 촉진 순서와 포인트 👍

1. 근육의 수축을 촉진한다

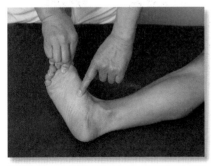

발목관절을 발바닥쪽으로 굽히게 하고 엄지발가락 첫마디뼈의 바닥쪽면을 굽히면 엄지발가락 발허리뼈 아랫면의 가쪽에서 가쪽갈래의 수축을, 안쪽부위에서는 안쪽갈래의 수축을 촉진할 수 있다.

2. 압력을 가해 근육의 수축을 촉진한다

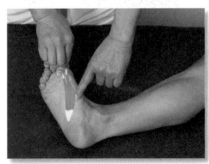

엄지발가락 첫마디뼈를 굽히면서 압력을 가하면 근육의 수축을 쉽게 촉진할 수 있다.

짧은발가락굽힘근(단지굴근)

flexor digitorum brevis

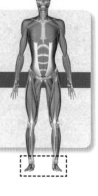

발바닥널힘줄에 덮여 있고 발꿈치뼈융기 아랫면에서 발바닥 중앙을 앞쪽으로 뻗어간다.
4갈래의 힘줄로 나뉘어 둘째~새끼발가락 중간마디뼈의 바닥 측면에 닿는다.

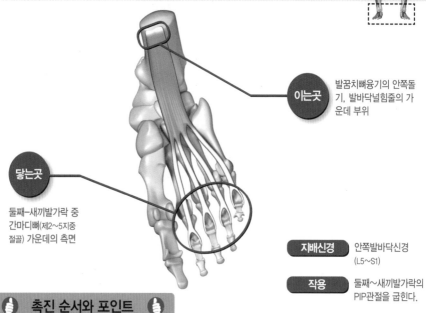

이는곳
발꿈치뼈융기의 안쪽돌기, 발바닥널힘줄의 가운데 부위

닿는곳
둘째~새끼발가락 중간마디뼈(제2~5지중절골) 가운데의 측면

지배신경
안쪽발바닥신경 (L5~S1)

작용
둘째~새끼발가락의 PIP관절을 굽힌다.

👍 촉진 순서와 포인트 👍

1. 발바닥널힘줄을 통해 근육의 수축을 촉진한다

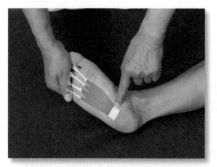

발목관절을 발바닥굽힘자세로 하고 엄지발가락을 굽힌다. 둘째~새끼발가락의 첫마디뼈를 굽히면 발바닥의 발목부위에서 발바닥널힘줄을 통해 근육의 수축을 촉진할 수 있다.

2. 근육의 수축과 발바닥널힘줄의 긴장을 촉진한다

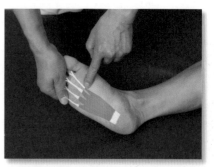

첫마디뼈를 굽힐 때 압력을 가하면 근육의 수축을 촉진하기 쉽다. 발바닥널힘줄은 발가락을 펴면 발바닥 피하에 힘살이 긴장된 것을 촉진할 수 있다.

새끼벌림근(소지외전근)

abductor digiti minimi

발 가쪽모서리에서 피부 바로 밑에 있다. 앞가쪽을 향해 뻗고 짧은새끼굽힘근과 함께 새끼발가락 첫마디뼈바닥의 가쪽면에 닿는다.

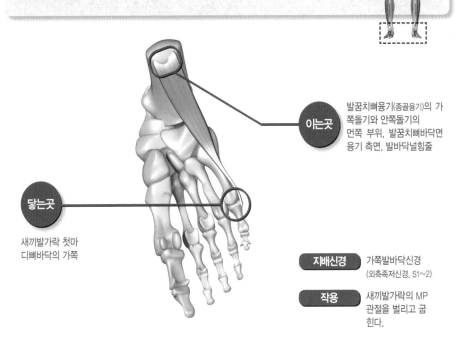

이는곳
발꿈치뼈융기(종골융기)의 가쪽돌기와 안쪽돌기의 먼쪽 부위, 발꿈치뼈바닥면 융기 측면, 발바닥널힘줄

닿는곳
새끼발가락 첫마디뼈바닥의 가쪽

지배신경
가쪽발바닥신경 (외측족저신경, S1~2)

작용
새끼발가락의 MP 관절을 벌리고 굽힌다.

👐 촉진 순서와 포인트 👐

1. 근육의 수축을 촉진한다

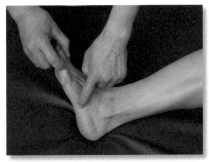

발 가쪽모서리에서 새끼발가락 발허리뼈 가쪽모서리에 손가락을 대고 새끼발가락을 벌리면 근육의 수축을 촉진할 수 있다.

2. 압력을 가해 근육의 수축을 촉진한다

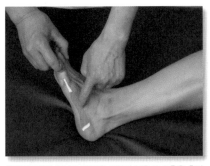

새끼발가락을 벌리고 압력을 가하면 근육의 수축을 촉진하기 쉽다. 새끼발가락을 벌리기 어려울 때는 새끼발가락을 굽혀서 촉진한다.

찾아보기

한글 찾아보기

찾아보기

■괄호 안은 구용어입니다.

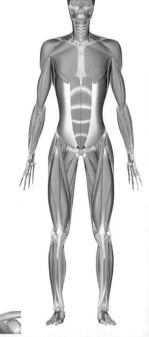

영어 찾아보기

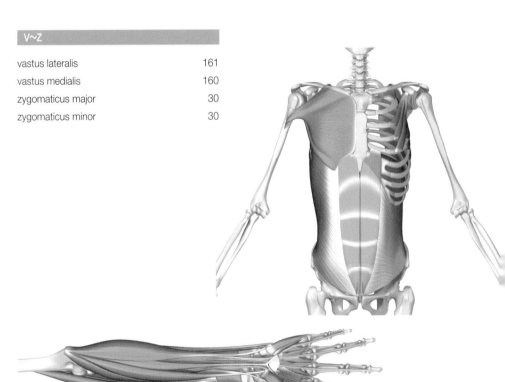

그림으로 이해하는 인체 이야기
근육과 골격의 촉진술의 기본

2021. 9. 8. 초 판 1쇄 인쇄
2021. 9. 16. 초 판 1쇄 발행

지은이 | 후지나와 오사무
감 역 | 윤관현
옮긴이 | 오시연
펴낸이 | 이종춘
펴낸곳 | BM (주)도서출판 **성안당**
주소 | 04032 서울시 마포구 양화로 127 첨단빌딩 3층(출판기획 R&D 센터)
| 10881 경기도 파주시 문발로 112 파주 출판 문화도시(제작 및 물류)
전화 | 02) 3142-0036
| 031) 950-6300
팩스 | 031) 955-0510
등록 | 1973. 2. 1. 제406-2005-000046호
출판사 홈페이지 | **www.cyber.co.kr**
ISBN | 978-89-315-8967-2 (03510)
| 978-89-315-8977-1 (세트)
정가 | 16,500원

이 책을 만든 사람들
책임 | 최옥현
진행 | 최동진
본문 · 표지 디자인 | 신묘순
홍보 | 김계향, 유미나, 서세원
국제부 | 이선민, 조혜란, 권수경
마케팅 | 구본철, 차정욱, 나진호, 이동후, 강호묵
마케팅 지원 | 장상범, 박지연
제작 | 김유석

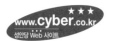

UNDO·KARADA ZUKAI: KIN TO KOKKAKU NO SHOKUSHINJUTSU NO KIHON
by Osamu Fujinawa
Copyright © 2013 Osamu Fujinawa, Mynavi Publishing Corporation
All rights reserved.
Original Japanese edition published by Mynavi Publishing Corporation

This Korean edition is published by arrangement with Mynavi Publishing
Corporation, Tokyo in care of Tuttle-Mori Agency, Inc.,
Tokyo, through Imprima Korea Agency, Seoul.

Korean translation copyright © 2021 by Sung An Dang, Inc.

편집: 유한회사 view기획(이케가미 나오야, 타카노 아오이) I 커버디자인: 이세 타로(ISEC DESIGN INC.)
본문디자인: DTP 유한회사 풀 그래픽스 I 3D 그래픽스: 그래픽스 이토 주식회사
일러스트: 아카기 아유코 I 모델: 쿠로오 겐키